文經家庭文庫 C220

每天都要修復身體

銀髮族醫學專科醫師
曾麗雄 著

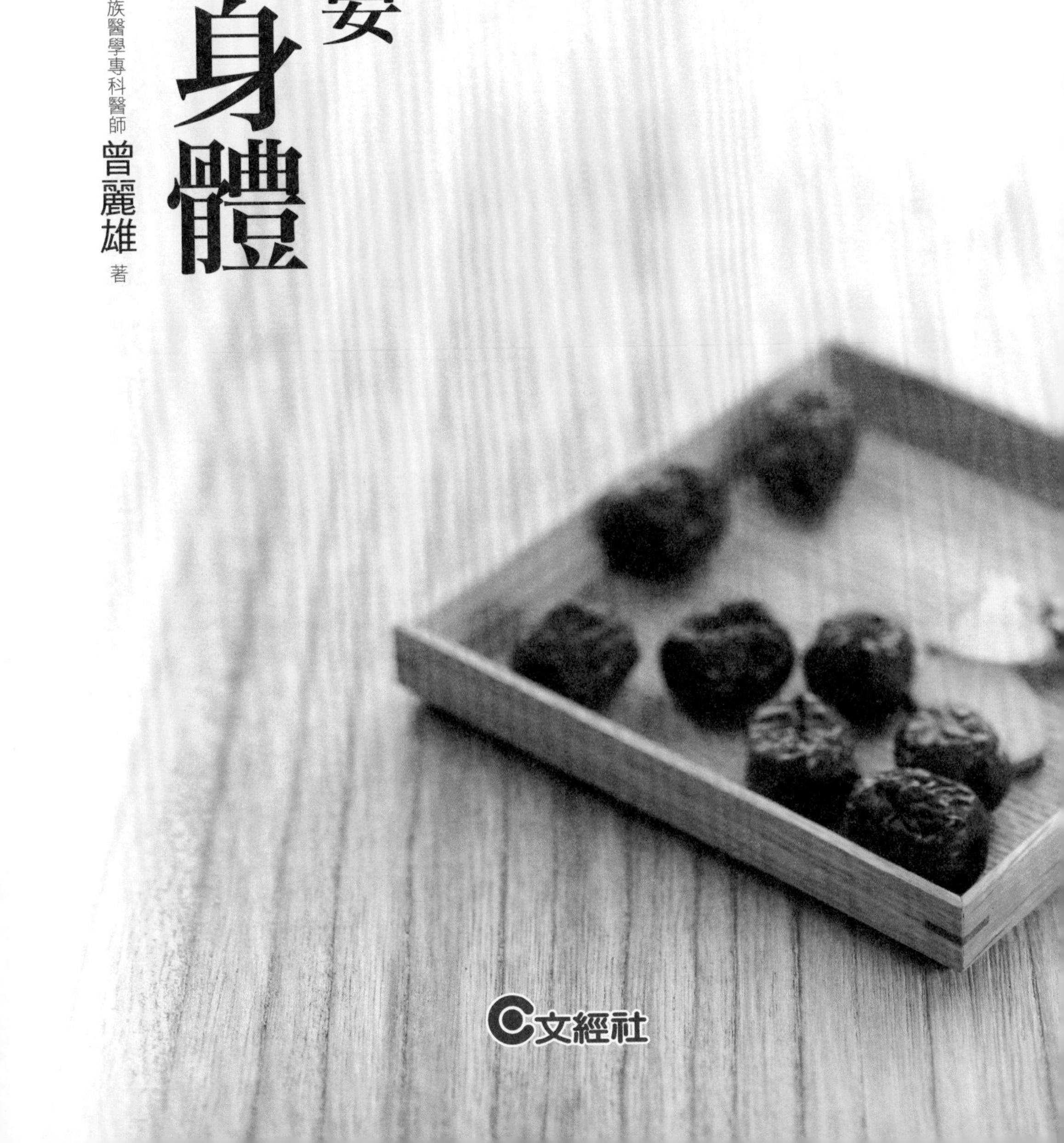

文經社

吃飯睡覺都是健康，柴米油鹽也是孝道！

對父母、自己都好的50個養生金鑰，打造老後零生病體質

父母的健康，是兒女最成功的事業。如何才能讓父母過得安心自在，是目前30∫45歲「三明治」世代的中年子女所面臨的典型問題。本書作者醫學博士曾麗雄，結合二十年來照顧父母的心得及臨床經驗，從食療經驗、運動訓練、日常習慣、居家用藥，常見迷思等五個面向，公開50個獨家侍親心得，為天下兒女開出一道道具體可行的盡孝良方，在中國出版時，引起讀者們熱烈的迴響。

不過，豐厚本書內容的不只有養生食療方、養護筋骨的健康操，還有醫生陪著父母戰勝病痛的生命故事，日日的小叮嚀，讓孝順成為身體力行的實踐。一則則看似簡單的侍親心得，找回失傳的慈心觀，讓閱讀者從外在到內在、從身體到心理，都獲得新的洗滌。這是一本老少咸宜的養生書籍，照著做照著吃，讓父母和自己的老後，都能有健康好體質。

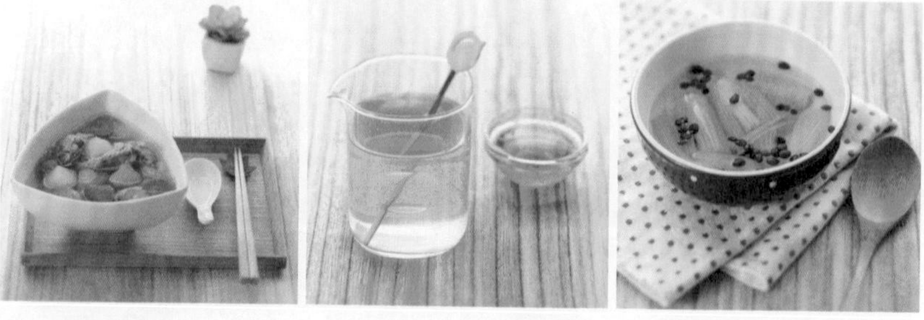

台灣版特別編製
10道家中常備救命養生食譜

教你輕鬆抵禦老毛病，方便讀者速查病症與對症的飲食。

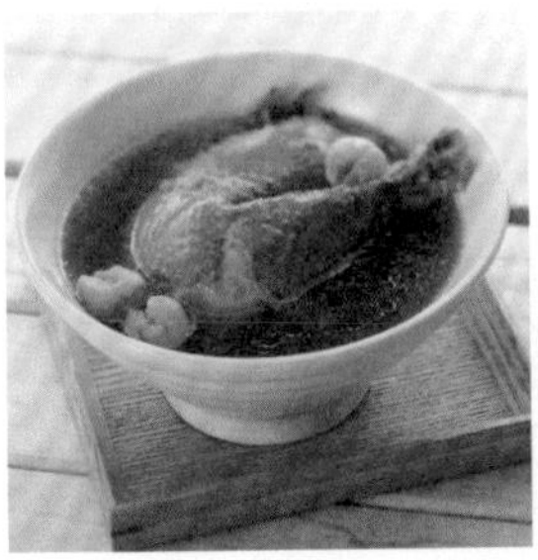
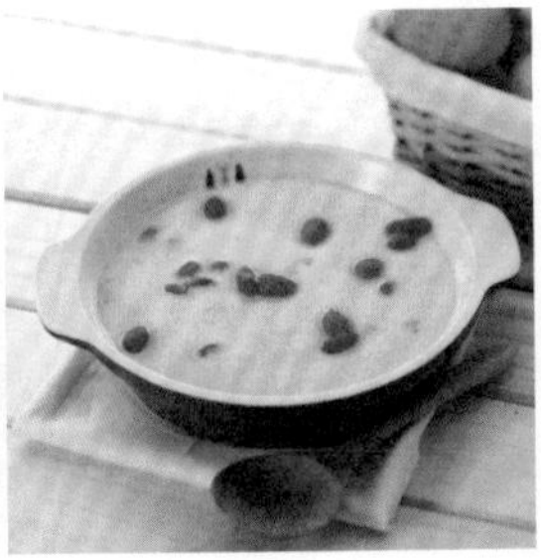
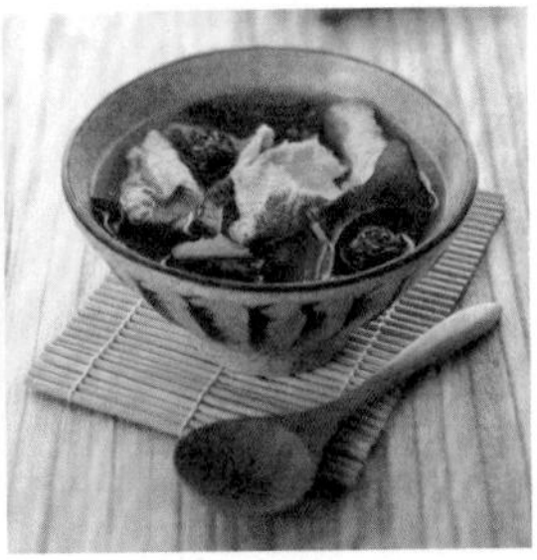

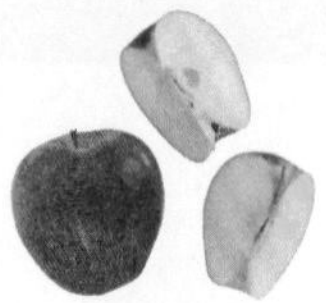

蘋果
味甘、微酸，性涼，歸脾、肺經，具有生津止渴，清熱除煩，潤肺開胃，益脾止瀉的功效。

降血壓、降膽固醇

蘋果排骨湯

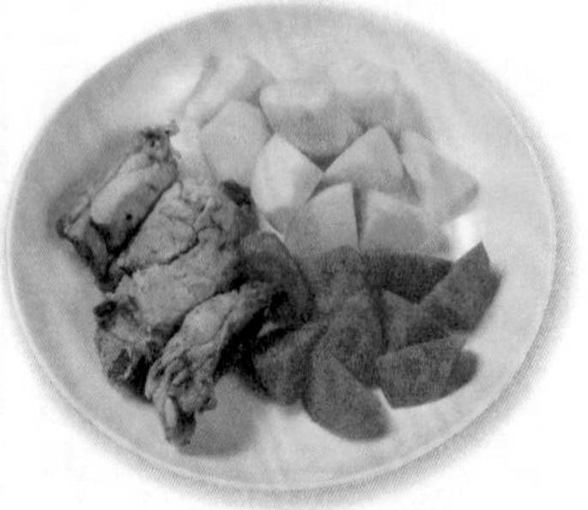

材料

排骨一斤、蘋果兩顆、胡蘿蔔適量。

做法

①排骨先用滾水川燙後取出備用。

②蘋果洗淨、去皮、切塊備用。

③將所有食材加水用中、小火慢煲20分鐘，加上少許鹽巴調味即可。

醫學博士推薦理由

蘋果煮熟吃，降壓效果增2倍！

因為蘋果煮熟後，其所含的多酚類天然抗氧化物質含量會大幅增加。多酚不僅能夠降血糖、血脂、抑制自由基而抗氧化、抗炎殺菌，還能抑制血漿膽固醇升高。

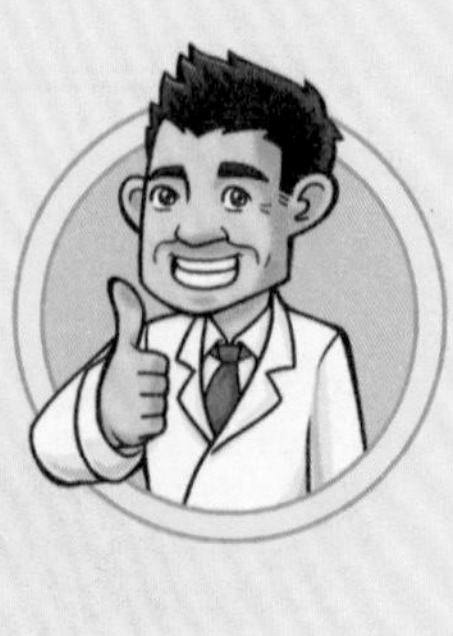

更多內容請參照內文 24 頁

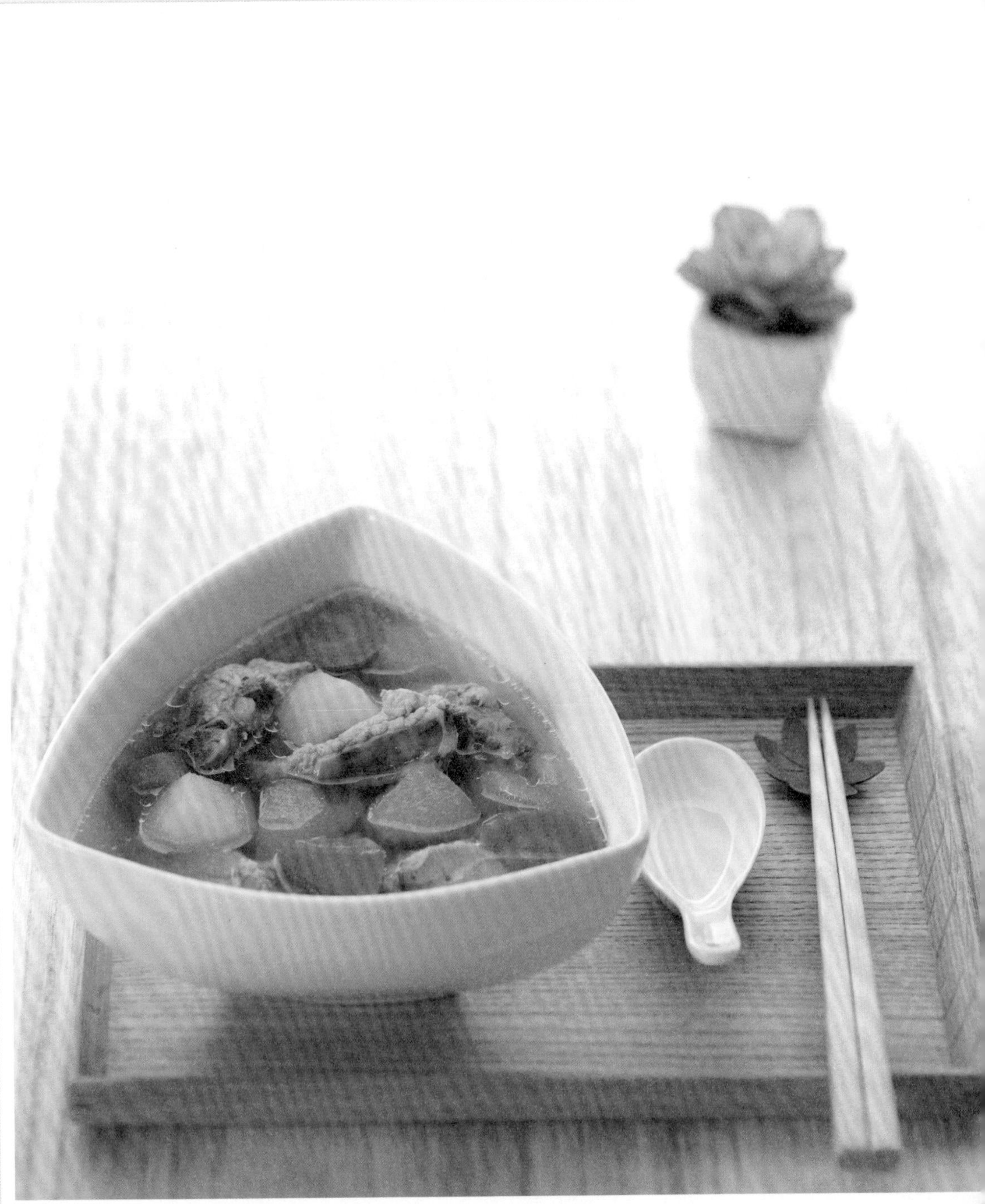

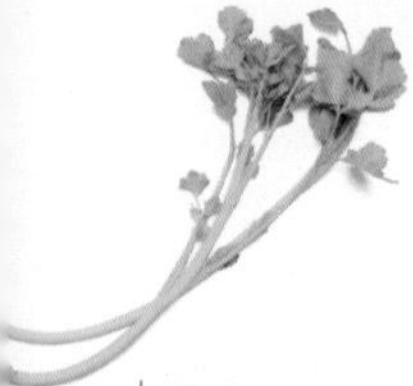

芹菜

性涼，味甘辛，無毒；入肺、胃、肝經，可清熱除煩，平肝，利水消腫，涼血止血。主治高血壓，頭痛，頭暈，暴熱煩渴。

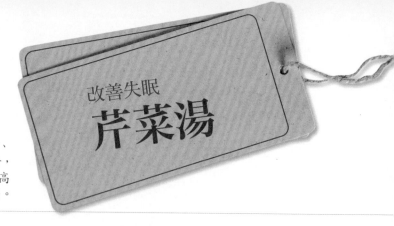

改善失眠

芹菜湯

材料

芹菜數根、水兩杯

做法

①芹菜四、五根，取其根部及其上二公分部份，約90克，放入鍋內，加入兩碗涼水，放火上煮。

②待水開後用小火再煮20～30分鐘，將兩碗水煮成大半碗水，即可關火。還可加入酸棗9克。睡前半小時左右服用，服用時可適當加些白糖。

功效

對中老年人高血壓、血管硬化、神經衰弱等有輔助治療作用。

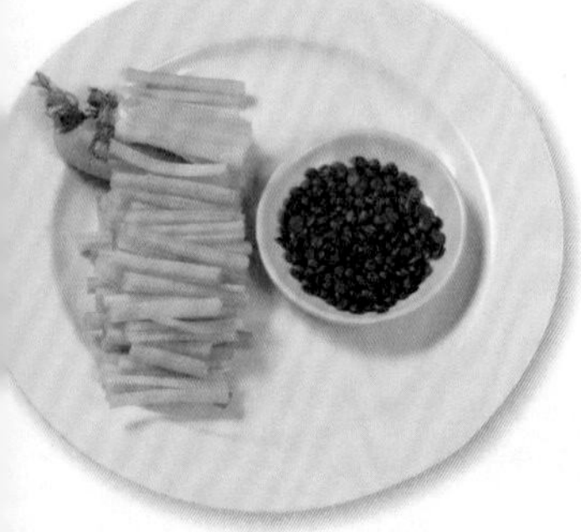

醫學博士推薦理由

芹菜的特殊活性成分能安眠！

香芹根中含有一種叫做丁基苯酞的活性成分，能作用於大腦的邊緣系統和間腦，從而達到鎮靜、安定、催眠的作用。

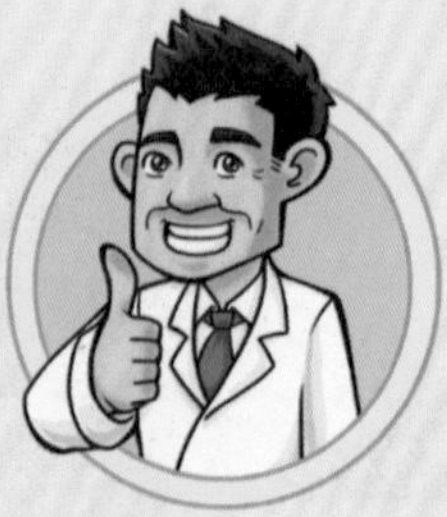

更多內容請參照內文 28 頁

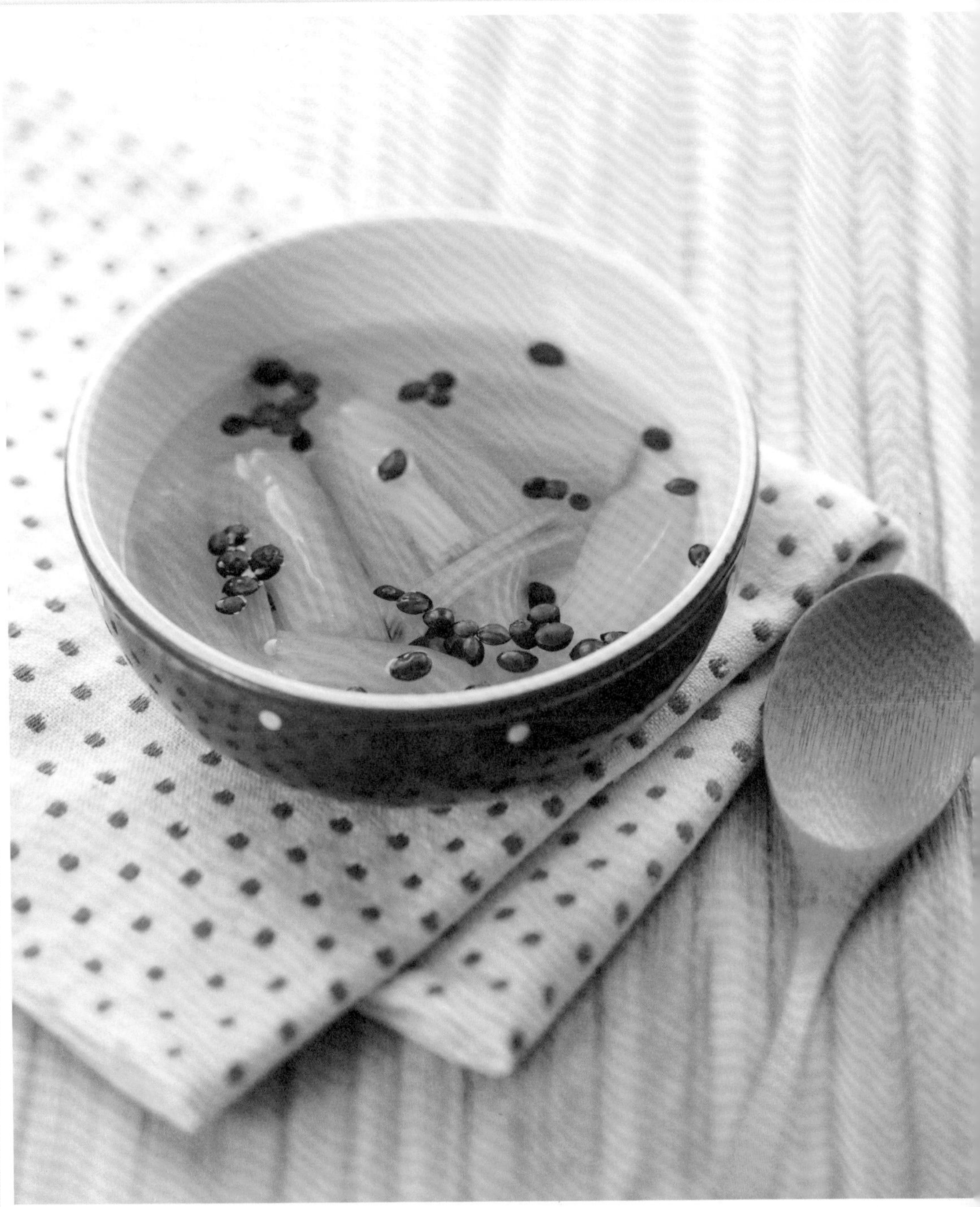

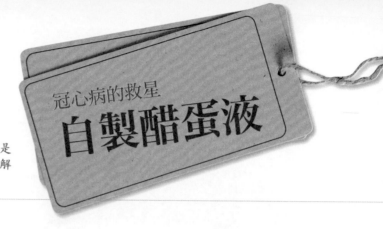

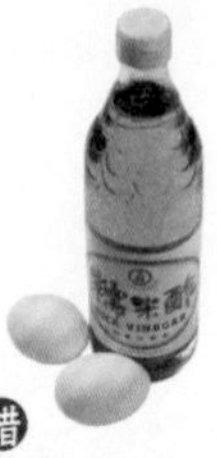

醋

適量飲醋能消除疲勞，尤其是保健醋效果更好，也可以調解血液的酸鹼平衡。

冠心病的救星
自製醋蛋液

材料

雞蛋一個、米醋一百CC

用具

廣口玻璃瓶一個

做法

①把一個生雞蛋洗淨，放入廣口帶蓋容器中，然後將米醋倒入容器內，以淹沒雞蛋為宜（醋量約為一百CC），將蓋口蓋緊。白皮雞蛋殼薄浸泡36小時，紅皮雞蛋浸泡48小時。

②蛋殼變軟後，在醋液中用筷子攪勻，即成醋蛋液。一個醋蛋液可分5～7天服完，不要超過一周。

服法

每日起床後、早餐前20分鐘空腹服下，每次服用時加入開水2～3倍，再加點蜂蜜調勻服下（軟蛋皮可一次吃完）。第一個醋蛋服剩僅夠兩天量時，再開始製作下一個醋蛋。如果腸胃適應不了蛋液的酸度，應停用。

醫學博士推薦理由

醋蛋液含有特殊的酵素，能軟化血管！

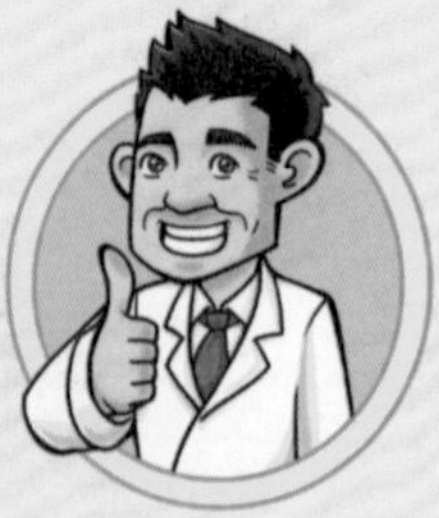

醋蛋液提供的營養物質，有助於機體內的細胞再生、分裂、軟化血管，增進血液循環，有利於體內基礎代謝和物質代謝的正常運行，增強免疫力和抗體效應。

更多內容請參照內文 32 頁

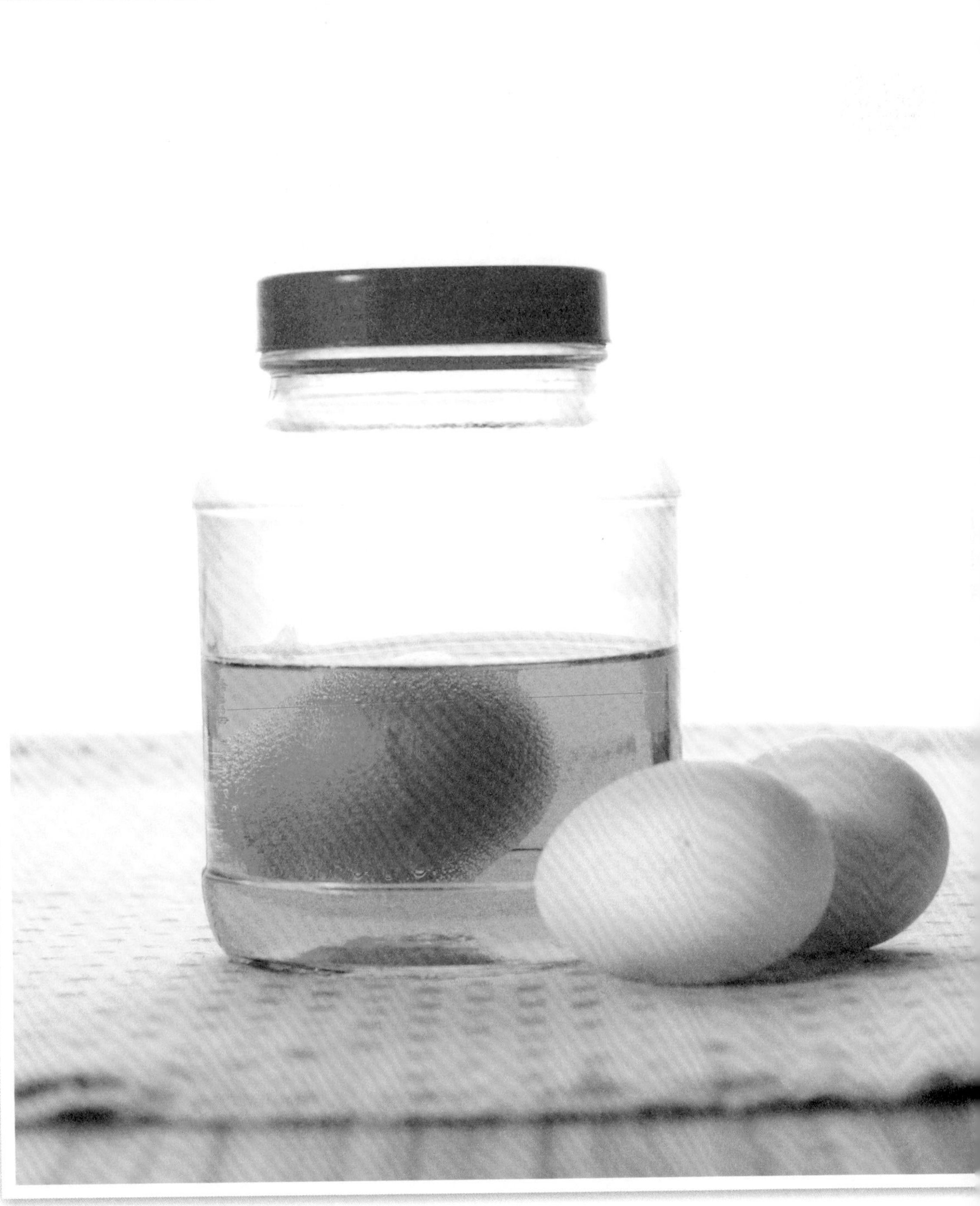

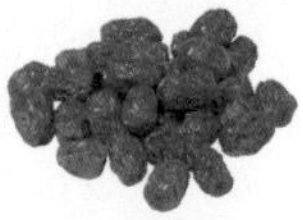

紅棗

棗味甘、性平，入脾、胃經；有補益脾胃，滋養陰血，養心安神，緩和藥性的功效。

軟化血管、排血脂
黑木耳瘦肉湯

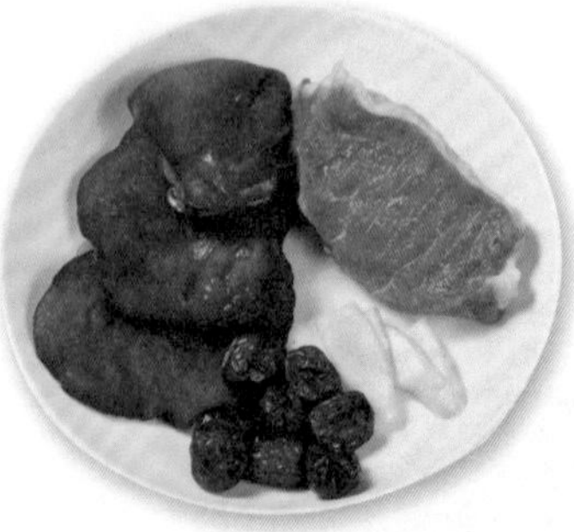

材料

有機黑木耳十克，瘦豬肉一百克，生薑三片，紅棗五枚

做法

①將以上材料洗淨備用。

②加水三百CC一起煮熟，小火再煮10分鐘，放少許鹽調味。

服法

吃肉喝湯，每年冬季連吃45天可見效果。

醫學博士推薦理由

黑木耳可潤便通腸，避免動脈硬化！

常吃有機黑木耳與生薑，可達到潤腸通便、益氣宣肺、升清降濁之效，對於血脂異常、高血壓、動脈硬化、便秘等症均有一定的治療和保健作用。

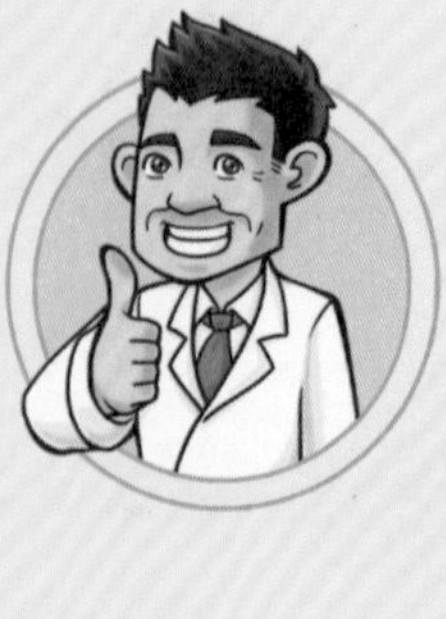

更多內容請參照內文 36 頁

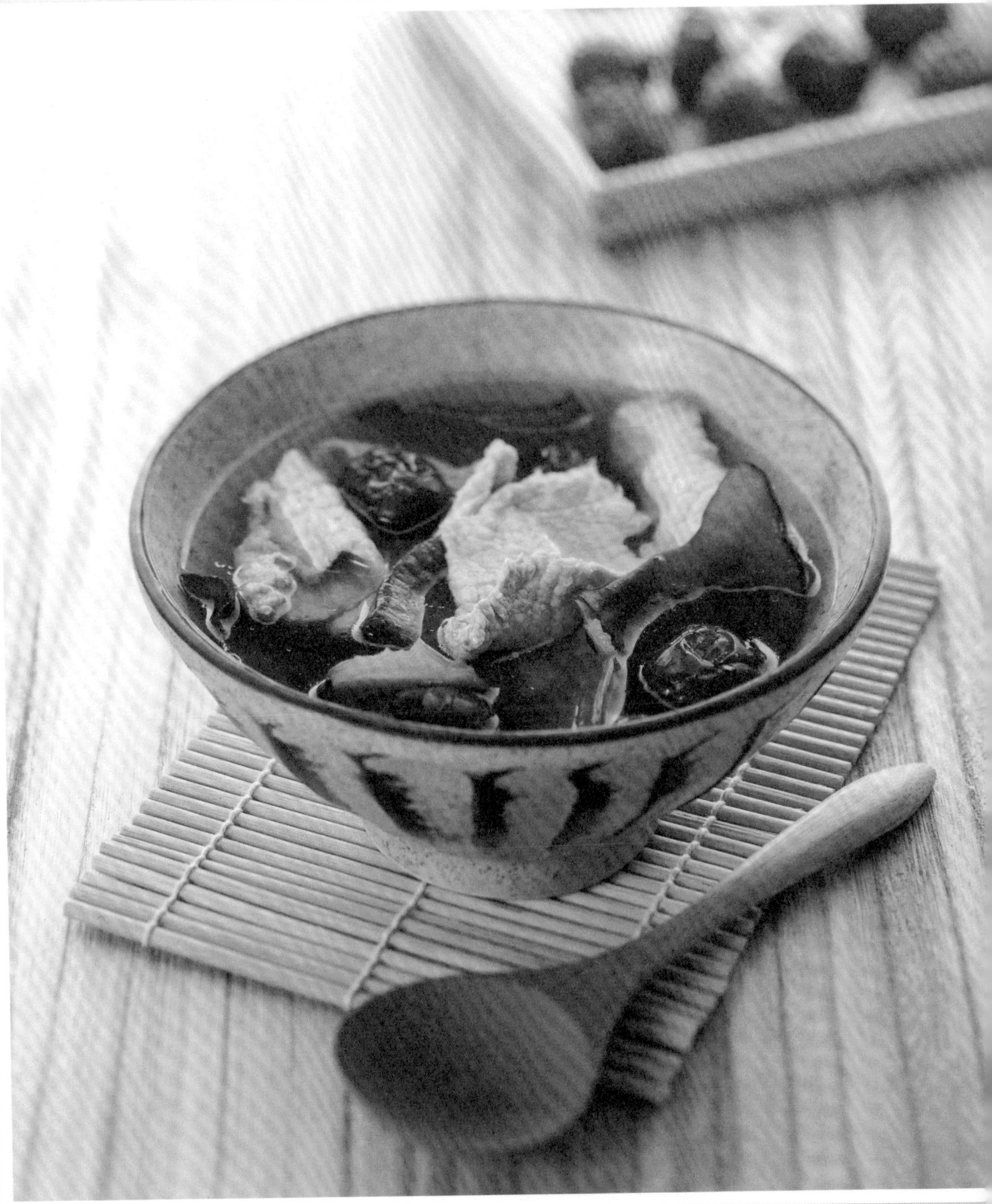

滋補肝腎，防治老花眼

枸杞雞蛋羹

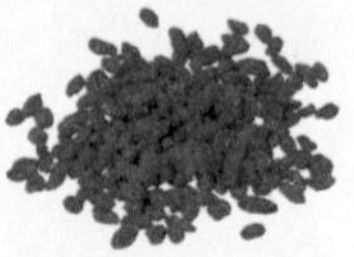

枸杞

味甘，性平，主要功效為養肝、滋腎、潤肺，自古就是滋補養人的上品，有延衰抗老的功效，所以又名「卻老子」。

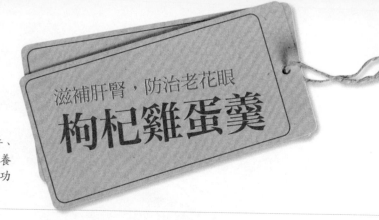

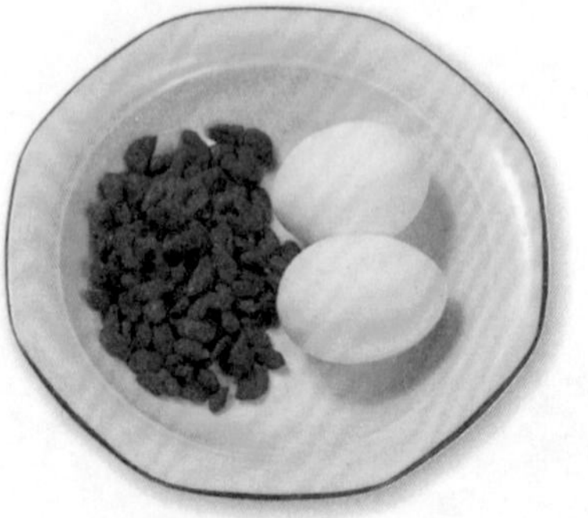

材料

枸杞二十克、雞蛋兩顆

做法

①枸杞用開水沖泡一下。

②蛋打勻，加入枸杞調勻，加水等量，用大火蒸熟即可。

醫學博士推薦理由

銀髮族養肝滋腎最好的補品

枸杞與雞蛋共同煮食，在功效方面有協同作用，可預防和治療中老年人的老花眼，對肝腎不足引起的頭昏多淚也有效。

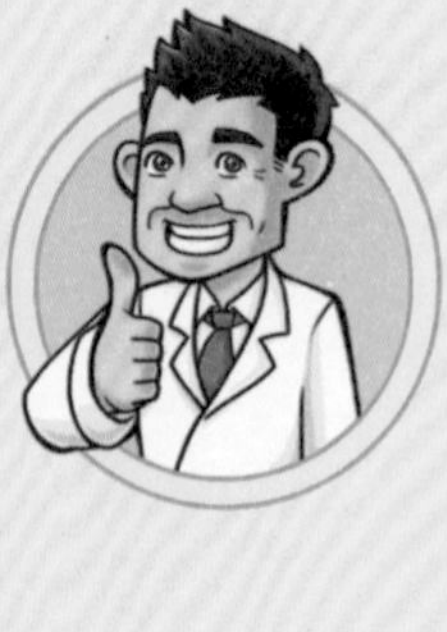

更多內容請參照內文 44 頁

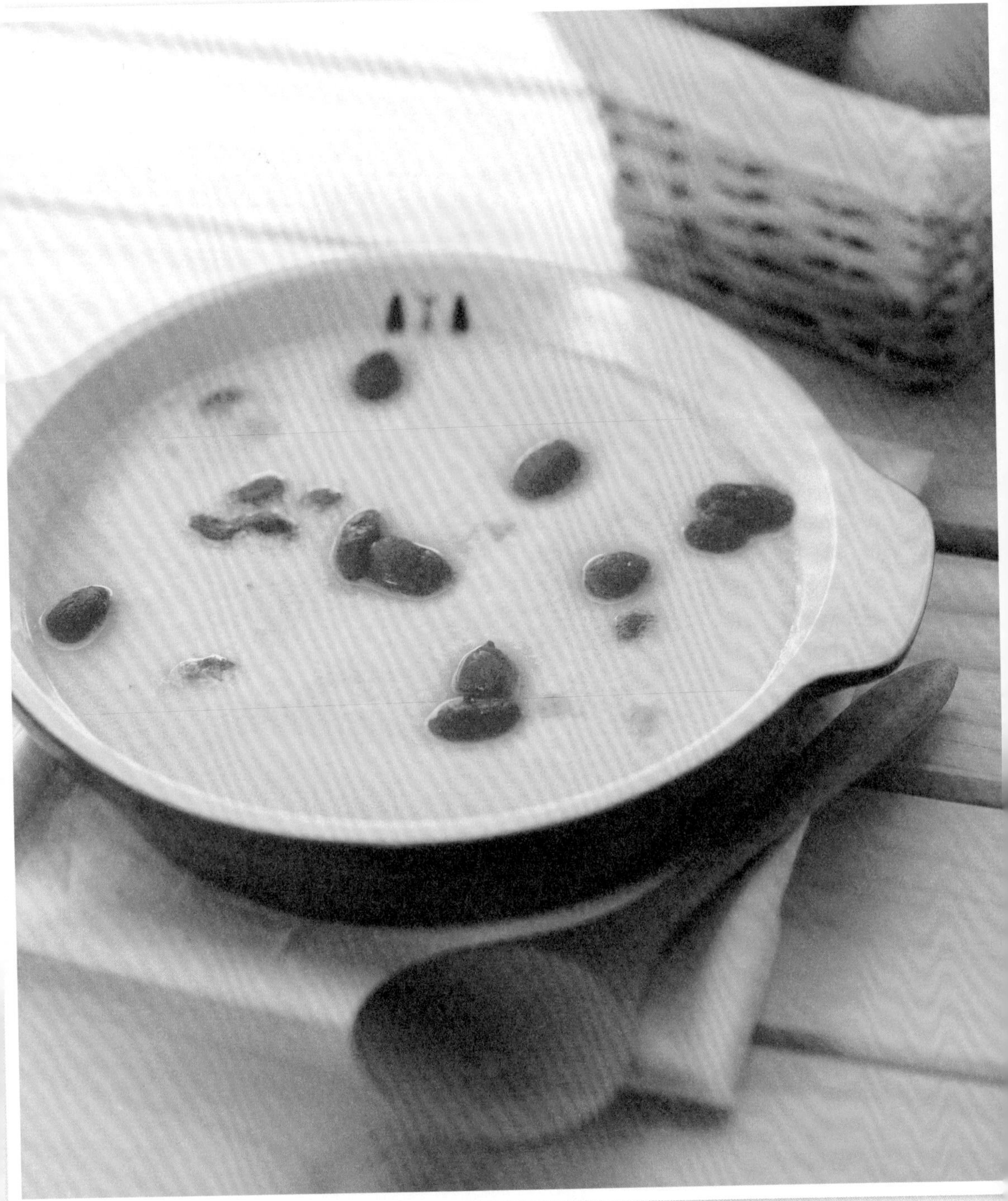

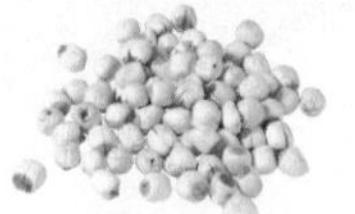

蓮子
鮮者甘、澀、平，無毒，入脾、腎、心經。清心醒脾，補脾止瀉，養心安神明目、健脾補胃，滋補元氣。

調和腸胃、治療多痰

陳皮蓮子雞湯

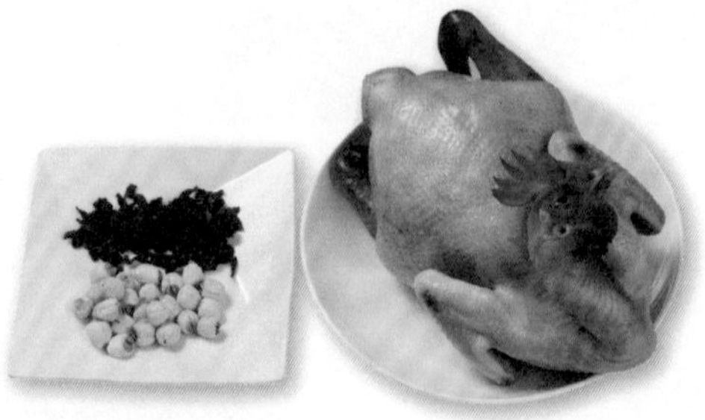

材料

蓮子六十克、陳皮一片、土雞一隻、水六千CC、鹽二小匙

做法

①材料洗淨，蓮子和陳皮浸在清水備用、蓮子去心，將雞肉洗淨川燙。

②將所有材料放入開水裡煮沸，然後用慢火煮約一小時，享用前拌入鹽調味即可。

醫學博士推薦理由

陳皮幫助調和腸胃功能

陳皮中含有大量揮發油、橙皮甙等成分，它所含的揮發油對胃腸道有溫和刺激作用，可促進消化液的分泌，排除腸道內積氣，增加食慾。

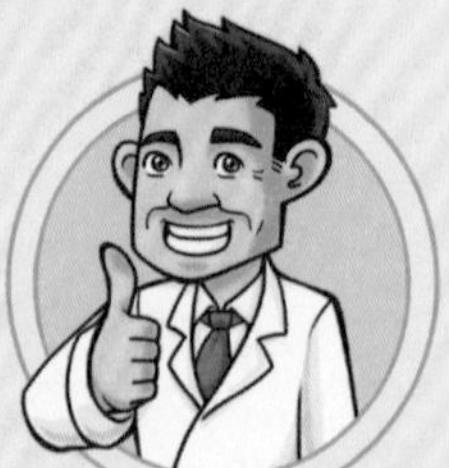

更多內容請參照內文48頁

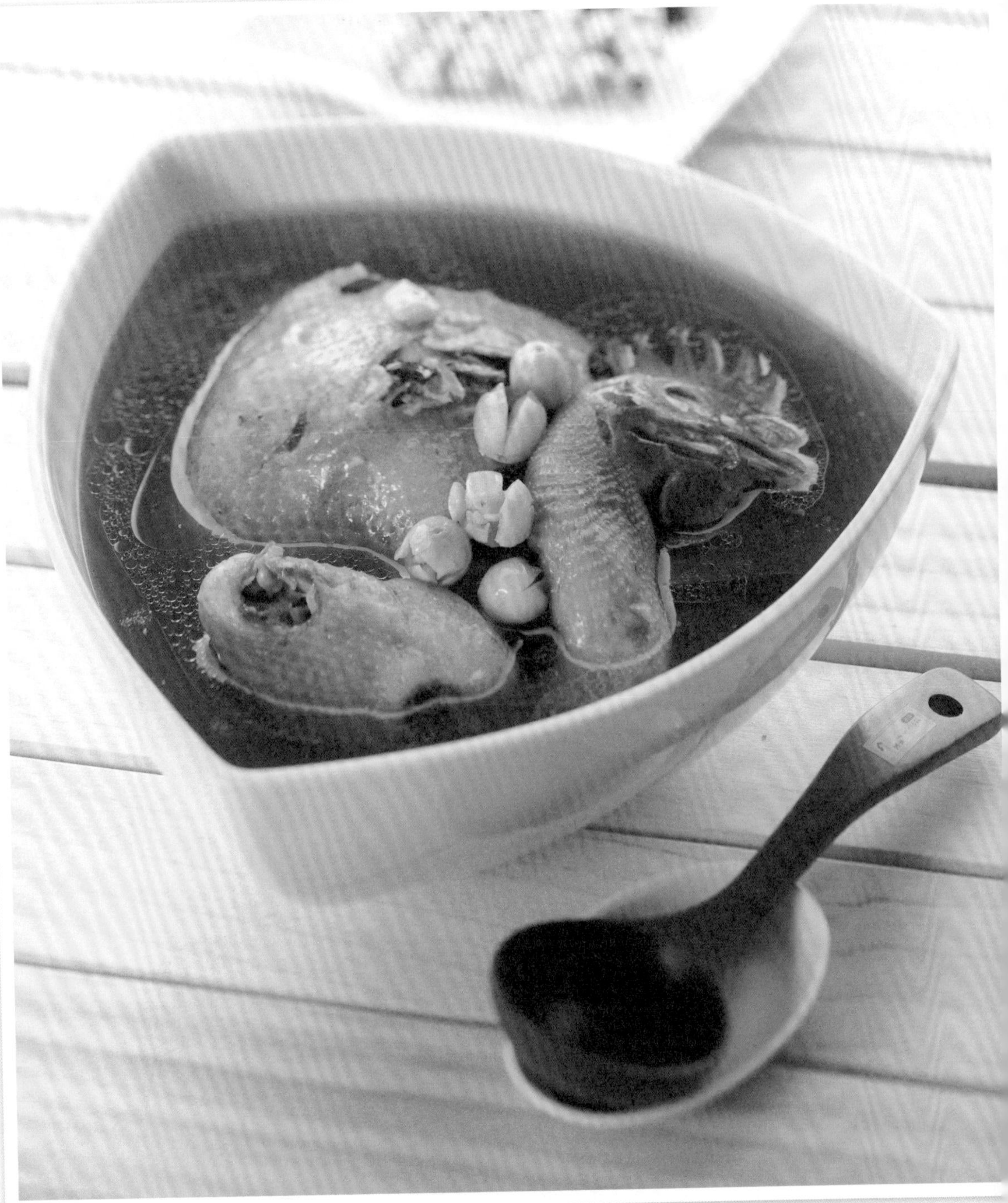

咳嗽咳不停

白糖醃海帶

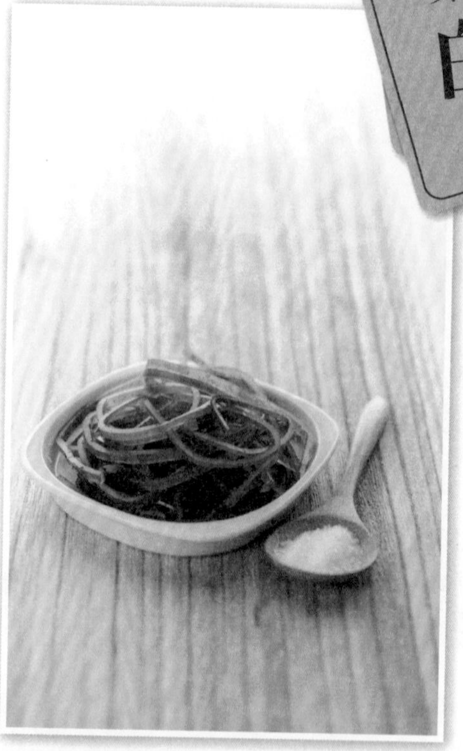

材料

生海帶二百五十克、白糖一百克

做法

①將生海帶用冷水泡開，洗淨切絲。

②在滾水中將海帶燙一燙，撈出。

③用一百克白糖將海帶絲拌勻，醃製三天後食用。

服法

每天空腹吃一次。每次一小碟，連續食用15天即可。

醫學博士推薦理由

海帶的纖維質可消痰消腫

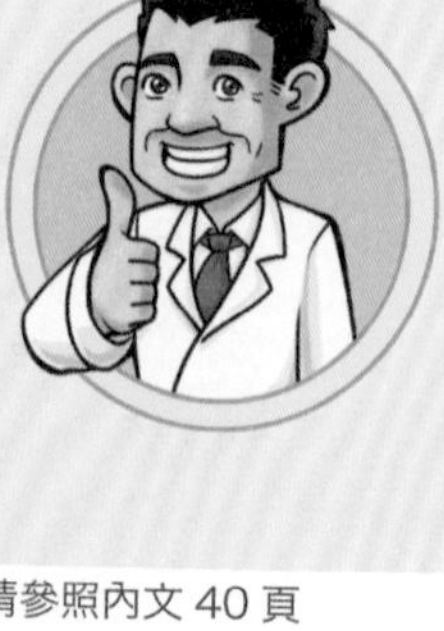

海帶也叫作昆布，富含鐵、鈣、碘等，性寒味鹹，中醫學上認為其具有溫補腎氣之功效，氣血虛弱的人可多吃海帶。此外，海帶的纖維質可以清除附在消化道上的雜質，具有消痰消腫之功效；對於有慢性支氣管炎、氣喘的患者有幫助。

更多內容請參照內文 40 頁

改善失眠、增加免疫力

蜂蜜水

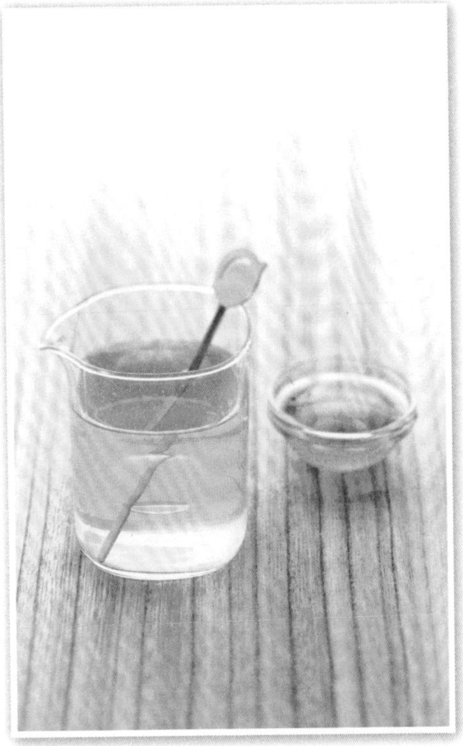

做法

將蜂蜜二匙，用40℃左右的溫開水（最高不要超過65℃）或涼開水稀釋後飲用。

注意！

不要用開水沖或者高溫蒸煮蜂蜜，這是因為水溫過高會嚴重破壞蜂蜜中的營養物質，甚至會產生讓人不愉快的酸味。

醫學博士推薦理由

蜂蜜的天然酵素含量多

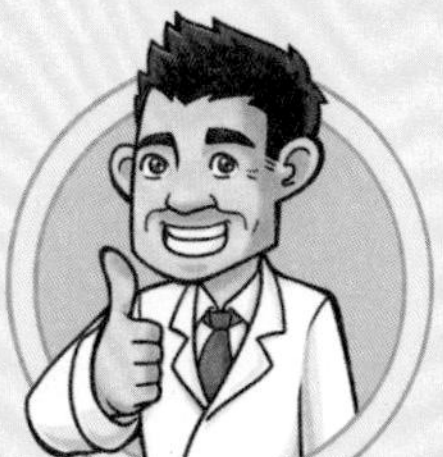

吃蜂蜜等於吃綜合維他命，它含有多量的天然酵素，有轉化酶、澱粉酶、過氧氫酶、葡萄糖氧化酶、酯脢等多種酶，食用後可直接被人體吸收。

更多內容請參照內文 51 頁

預防感冒，不怕流感來襲

生薑蔥白飲

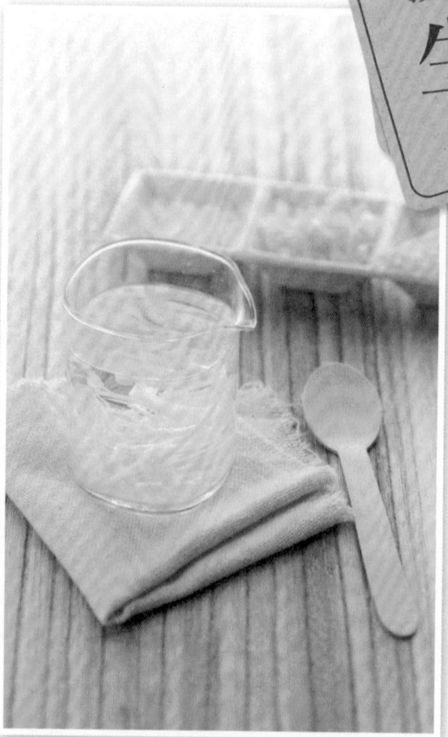

材料

生薑一百克，蔥白五十克，冰糖二十克，開水五百CC。

做法

薑切絲，蔥白切碎，加入冰糖，開水沖飲，片刻即可。

醫學博士推薦理由

別喝感冒糖漿，來喝生薑蔥白飲！

生薑性味辛溫，有散寒發汗、化痰止咳、和胃止嘔等多種功效；蔥白對感冒引起的頭痛、鼻塞有緩解作用。

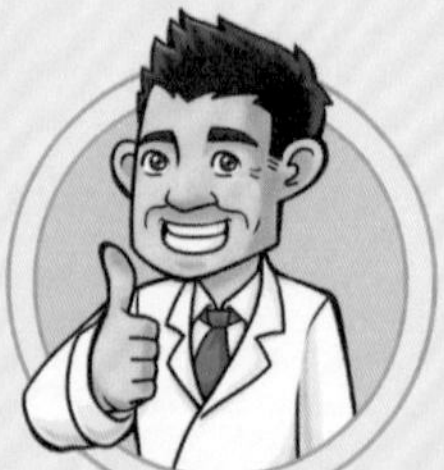

更多內容請參照內文55頁

持續性打嗝

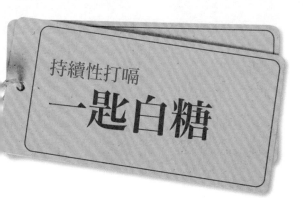

一匙白糖

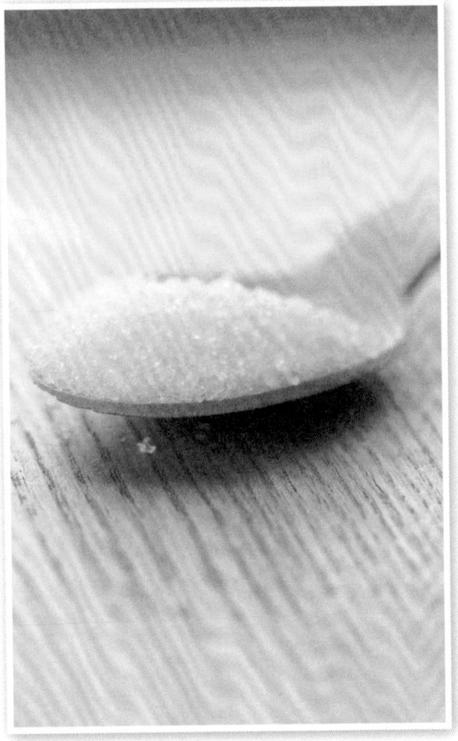

服法

一～二茶匙白糖，用溫開水慢慢服下，再深吸一口氣，憋氣少許，而後慢慢將氣呼出。打嗝立即停止了。

醫學博士推薦理由

白糖是治打嗝最有效的小偏方

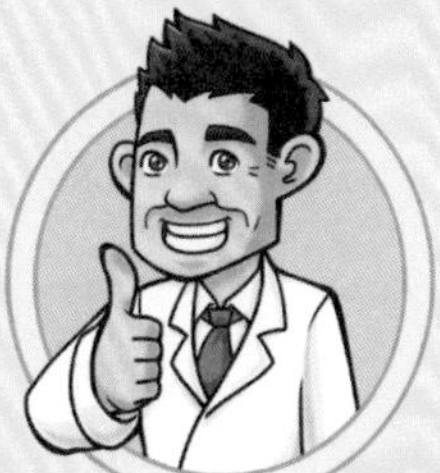

白糖之所以能緩解打嗝，是因為味道甘甜的食品有鎮靜作用，能抑制橫膈膜神經的反應，從而減緩打嗝症狀。

更多內容請參照內文 58 頁

修復身體第五步 要小心！

用藥安全別忽視6個小細節

修復身體第一步

吃得對！

改善易生病體質，遠離三高威脅

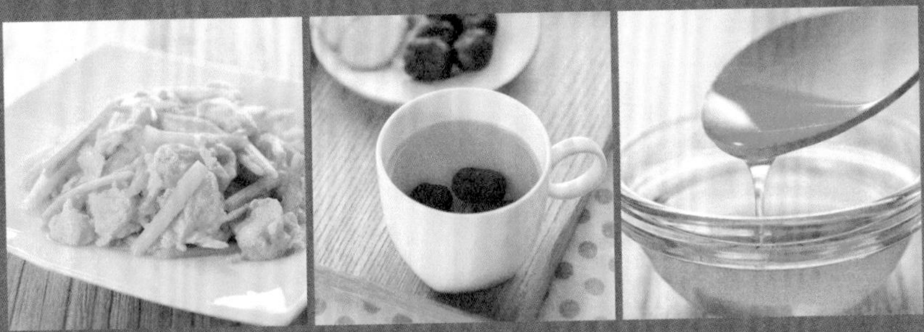

讀者書評：

「看看醫生對父母的養生之道，你做到了嗎？

我還沒有做到，但我要努力去做！」

每天一顆蘋果煮熟吃，降低血壓和膽固醇效果好

蘋果 味甘、微酸，性涼，歸脾、肺經，具有生津止渴，清熱除煩，潤肺開胃，益脾止瀉的功效。

侍親心得

高血壓是岳母多年來的老毛病，她一直都有服降壓藥進行控制。可前段時間岳母血壓開始不穩定了，一天早晨去菜市場買菜，還一度因為血壓飆升忽而覺得頭暈目眩，回來一測血壓，收縮壓竟達到了一百八十毫米汞柱，讓我們十分緊張。我詢問了一番，這才明白了原由。之前岳母為了控制好血壓，一直十分克制飲食，鹽油都不多吃，但是長期的少油少鹽嘴裡確實沒滋味。

我這岳母不僅自己做得一手好菜，也是個喜愛品嚐美食的「饕客」。缺鹽少油的清淡飲食，可把她憋壞了，實在忍不住就又自己動手做了不少美味大飽口福一番，這段時間，鹽吃多了，食物油膩了，血壓也跟著直線飆升。

食療經驗

蘋果含有鉀和大量纖維質，能減肥，降血壓，老人家吃最好

岳母的情況相信很多銀髮族都會遇到，高血壓和心臟病讓很多慢性病患面對美味佳餚都望而卻步。有時會忍不住想大吃特吃，這情況的確可以理解，但習慣吃重口味的人，改吃清淡飲食會覺得沒味道，確實挺難受。可是怎樣才能既吃得美味又能控制好血壓和膽固醇呢？

我給岳母提供了一個小偏方：每天吃一到兩個蘋果，既能享口福，又能降低血壓和膽固醇。而且，蘋果煮熟後降血壓效果更好，因為蘋果煮熟後，其所含的多酚類天然抗氧化物質含量會大幅增加。多酚不僅能夠降血糖、血脂、抑制自由基而抗氧化、抗炎殺菌，還能抑制壞膽固醇升高。蘋果煮熟吃，降壓效果增2倍。

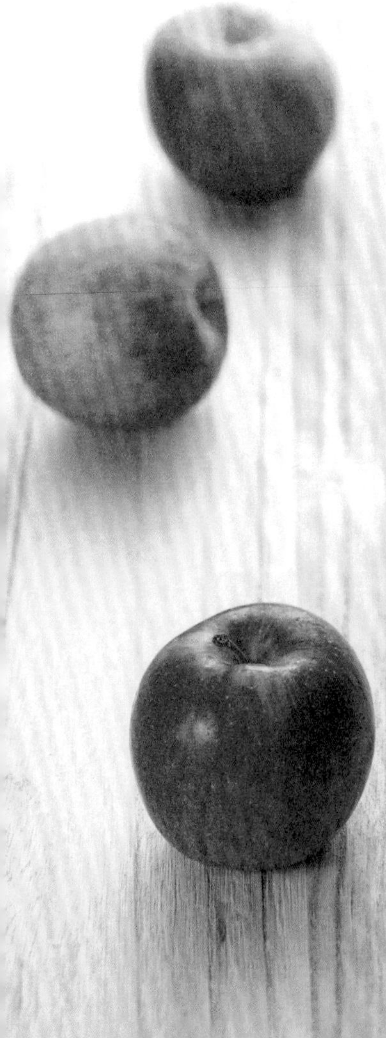

蘋果對慢性病患來說是個好東西，所以也有「每天一蘋果，醫生遠離我」的說法。可是一般人只知道它能減肥，卻很少有人知道它還有輔助降血壓的功效。

蘋果能夠降血壓的主要原因是蘋果中含有較多的鉀，能與人體過剩的鈉鹽結合，使之排出體外。因此，當人體攝入鈉鹽過多時，吃些蘋果，有利於平衡體內電解質。醫學研究發現，人體內的鉀每增加一個濃度，就能抵消三個濃度鹽的升血壓作用，具體原因有兩個：一是鉀促進了鹽的排泄，另一個原因是鉀本身也有部分擴張血管的作用。

蘋果能夠降低膽固醇的原因是蘋果本身不含脂肪和膽固醇，而蘋果中的果膠能促進膽汁的大量分泌和膽汁酸濃度的增加，從而阻止膽固醇聚結，降低血液中膽固醇的含量，其果膠纖維能吸取過量的脂肪，減少血管壁脂肪的積聚，並在人體吸收之前，很快地由消化系統排出。

一個值得補充的細節是，煮蘋果時要洗淨並去芯，因為皮上可能會殘留農藥，而蘋果芯中含有毒素。

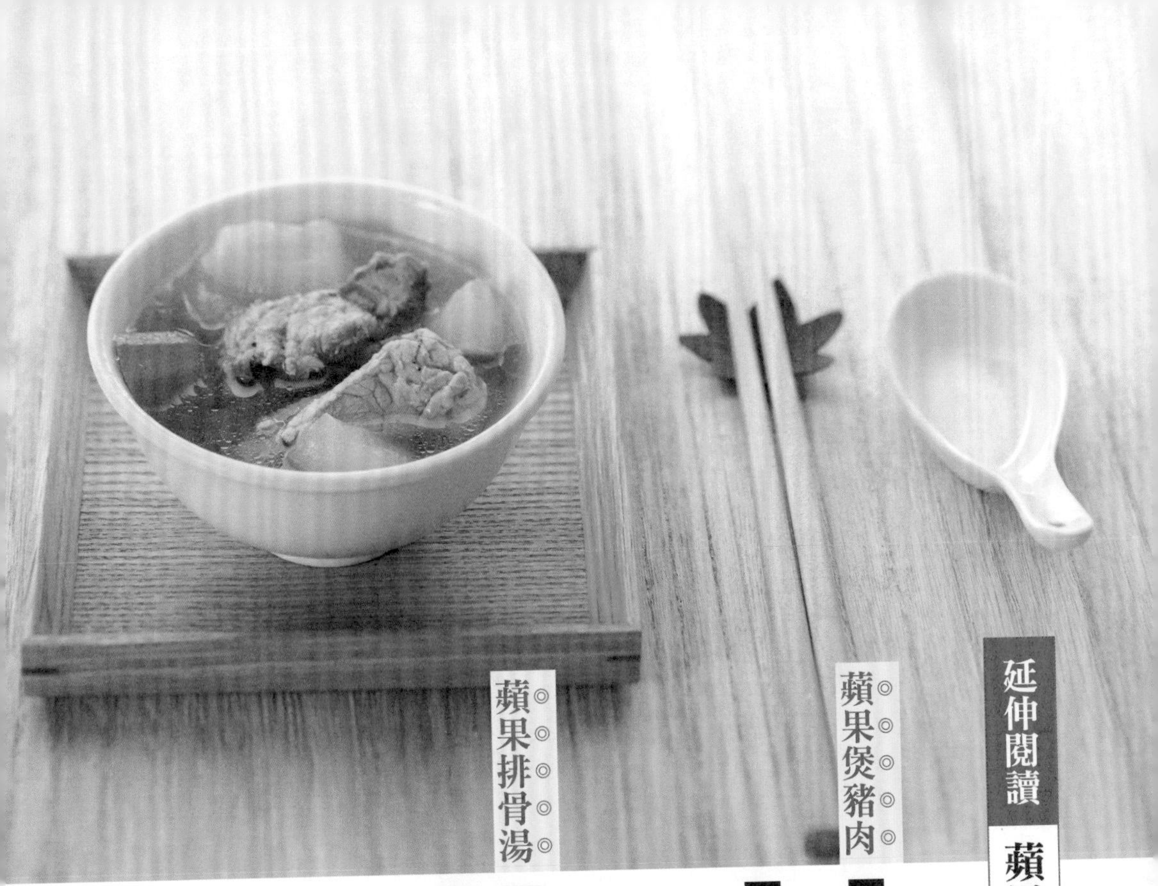

延伸閱讀

蘋果這樣吃最健康！

◎◎◎◎◎◎蘋果煲豬肉

材料

蘋果若干個切成塊，帶皮豬肉一塊，花生少許，桂圓肉少許。

做法

除豬肉外，其餘材料一起放，若體質怕寒，可放陳皮一塊，至水開後放豬肉，煮至20分鐘左右即可。

◎◎◎◎◎◎蘋果排骨湯

材料

排骨一斤、蘋果兩顆、胡蘿蔔適量。

做法

排骨先用水煮5分鐘取出，再和蘋果一起加水用中火煮20分鐘，加上鹽巴調味。

不需安眠藥，用芹菜根幫母親改善失眠

芹菜

性涼，味甘辛，無毒；入肺、胃、肝經，可清熱除煩，平肝，利水消腫，涼血止血。主治高血壓，頭痛，頭暈，暴熱煩渴。

侍親心得

前些年，母親為了操心家裡兒女的事，經常失眠，每天都到淩晨才入睡，早上很早就醒了。有時半夜做夢再驚醒一次，之後就翻來覆去再也睡不著，睡不著又導致情緒更加煩躁。所以，她總是一直看電視看到很晚。

長輩如果天天有操心的事，精神狀態差，容易生病。父母們為子女忙碌了一輩子，操勞了一輩子，當他們步入老年，退休後告別了往日的忙碌，可是那根一直為子女繃緊的神經，何時才能鬆懈下來呢？做為兒女的我們除了儘量讓父母少操心外，有什麼其他切實可行的辦法為父母治療失眠呢？我想到了芹菜。

食療經驗

芹菜根能鎮定、安眠，有效消除煩燥、焦慮

我嘗試著給母親做了這樣一個食療小方——芹菜湯。芹菜四、五根，取其根部及其上2公分部份，約90克，放入鍋內，加入兩碗涼水，放火上煮。待水開後用小火再煮20～30分鐘，將兩碗水煮成大半碗水，即可關火。還可加入酸棗9克。睡前半小時左右服用，服用時可適當加些白糖。

連喝四、五天後，母親的失眠症狀果然有所緩解，不但心煩氣躁的情況得到改善，睡眠時間也增加了。又堅持喝了一個多星期，晚上睡眠的時間能達到六、七個小時了。加上我們子女的陪伴和開導，母親臉上的愁雲總算是逐漸消散。

其實，古往今來，芹菜就被視為佳餚。相傳唐代宰相魏徵，就嗜芹菜如命，幾乎每天都用糖醋拌之佐膳。《呂

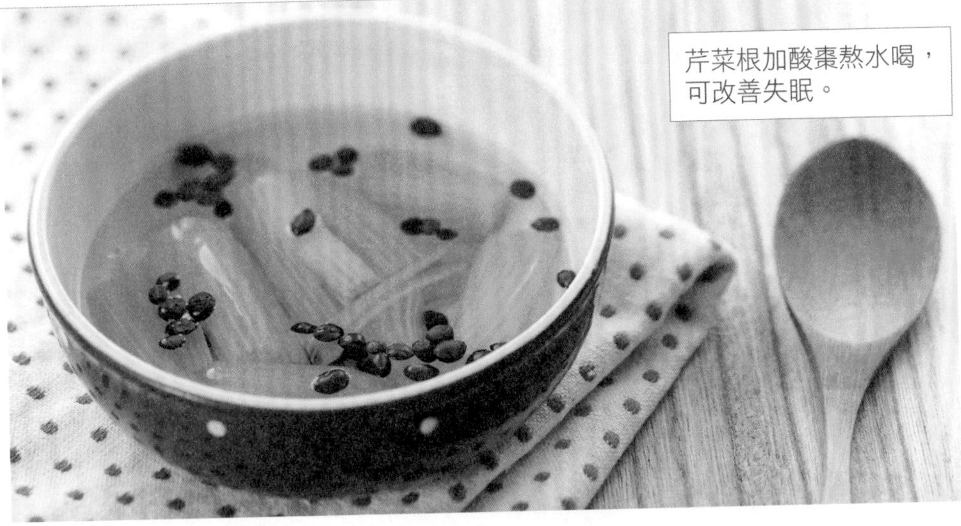

芹菜根加酸棗熬水喝，可改善失眠。

氏春秋》中也有「菜之美者，有雲夢之芹」的記載。

芹菜根本身就是一味中藥材，藥用價值特別高。香芹根中含有一種叫做丁基苯酞的活性成分，能作用於大腦的邊緣系統和間腦，從而達到鎮靜、安定、催眠的作用。另外，香芹根中含有的芹菜素、揮發油等成分能夠對抗興奮，糾正神經功能紊亂，有效消除焦慮、煩躁的情緒。

芹菜不光可以治療失眠。屬於高纖維食物的芹菜，含酸性的降壓成分，還可平肝降壓。芹菜含鐵量較高，還能養血補虛。另外，芹菜中含有的豐富纖維可以像提純裝置一樣過濾體內的廢物，經常食用可以刺激身體排毒，對付由於身體毒素累積所造成的疾病。

需要提醒大家的是，芹菜適宜與番茄、牛羊肉同食，但與雞肉、黃瓜、南瓜等相剋，食用時要儘量避開。芹菜有降血壓的功效，因此血壓偏低的人儘量少吃。

另外，芹菜的營養豐富，其中鈣、磷、鐵的含量比其他葉菜都多。芹菜葉子中的胡蘿蔔素比葉柄高出二十多倍，人們吃芹菜習慣把葉丟掉，非常可惜，建議你下次炒菜時可搭配食用。

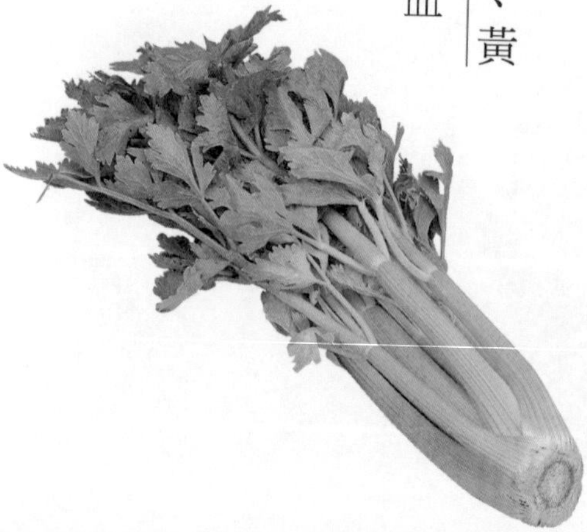

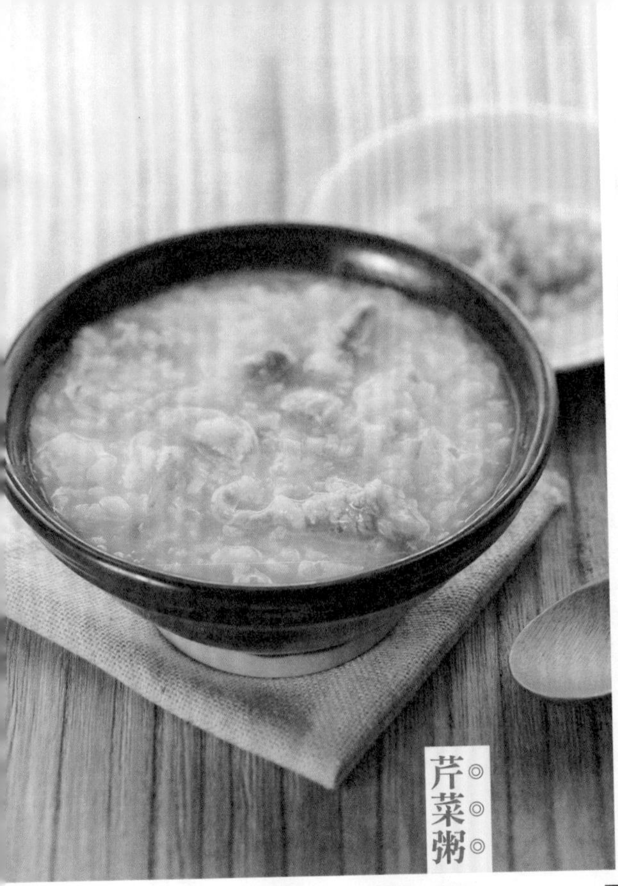

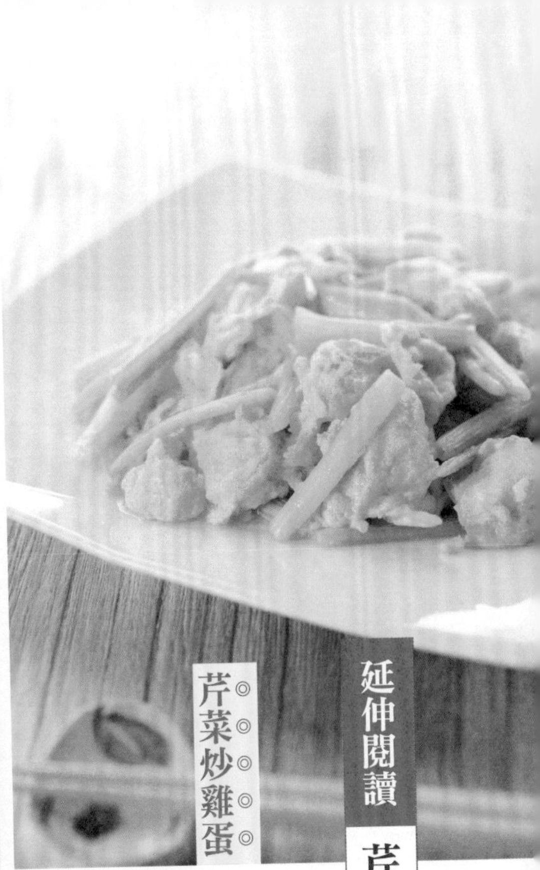

延伸閱讀

芹菜這樣吃最有效！

◎芹菜炒雞蛋◎

材料 芹菜一把、蛋兩顆。

做法 芹菜根適量洗淨切碎，入油鍋炒香，再加入蛋液清炒，最後加點鹽巴調味即可。

功效 可治頭痛。

◎芹菜粥◎

材料 芹菜數根，米兩杯。

做法 芹菜洗淨切末，加入米與水，熬成稀飯即可，可放入一點冰糖。

功效 對高血壓、血管硬化、神經衰弱等有輔助治療作用。

自製醋蛋液是冠心病的救星

醋 適量飲醋可以消除疲勞，尤其是保健醋效果更好，也可以調解血液的酸鹼平衡。

侍親心得

去年清明節前後，我的二伯父感覺自己身體狀況很不好，總是忽然感到胸悶氣短，背部隱隱作痛，渾身無力。後來到醫院做心電圖、超音波檢查，最終確診為冠心病。從此，二伯父開始服用治療冠心病藥物，但效果並不是很明顯。他告訴我，高昂的藥費吃得他心疼，所以也不敢長期住院，不知有什麼又便宜又有效的方法呢？

我告訴二伯父，醫生給他開的藥，都是防治冠心病的正規治療藥物，如果想要經濟實惠的方法，可以試一下醋蛋液。二伯父依法服用，連服了十個月，冠心病症狀逐漸消失了。後來經醫院檢查，二伯父的冠心病好轉了，藥也不用吃了，至今未復發。二伯父早起去運動時，還把這個方法推薦給了另一位晨練愛好者，這位朋友的老伴也有冠心病，照著這個方法服用醋蛋液，堅持了一年多，也得到了很好的效果。

食療經驗

醋蛋液營養豐富，有助細胞再生、軟化血管。

醋蛋液的做法如下：把一個生雞蛋洗淨，放入廣口帶蓋容器中，然後將米醋倒入容器內，以淹沒雞蛋為宜（醋量約為一百CC），將蓋口蓋緊。白皮雞蛋殼薄浸泡36小時，紅皮雞蛋浸泡48小時。

蛋殼變軟後，在醋液中用筷子攪勻，即成醋蛋液。一個醋蛋液可分5～7天服完，不要超過一周。每日起床後、早餐前20分鐘空腹服下，每次服用時加入開水2～3倍，再加點蜂蜜調勻服下（軟蛋皮可一次吃完）。第一個醋蛋服剩僅夠兩天量時，再開始製作下一個醋蛋。如果腸胃適應不了蛋液的酸度，應停用。

醋中含有多種有機酸、氨基酸、微量元素和維生素，雞蛋中則含有豐富的蛋白質和卵磷脂，蜂蜜以葡萄糖和果糖為主，也含有大量氨基酸、礦物質等營養物質，蛋殼經

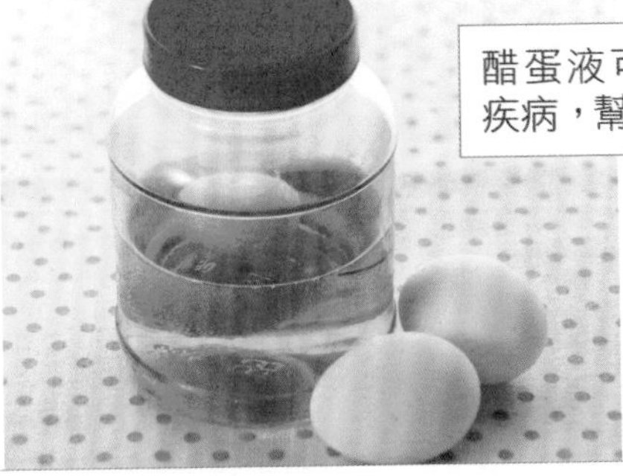

醋蛋液可預防心血管疾病，幫助血管再生。

醋浸泡後，一部分鈣被溶解，形成易被胃腸吸收的水溶性醋酸鈣。

醋蛋液提供的營養物質，有助於機體內的細胞再生、分裂、軟化血管，增進血液循環，有利於體內基礎代謝和物質代謝的正常運行，增強免疫力和抗體效應。它的重要作用是扶正固體，增強體質，有利於抗病，顯示出保健與治病作用。因此，民間將醋蛋液當作是減緩衰老、延年益壽的保健飲料。

延伸閱讀　選購、保存好雞蛋7訣竅

①用眼觀察

觀察蛋的外觀形狀、色澤、清潔程度。良質的雞蛋蛋殼淨、無光澤、殼上有一層白霜，色澤解明。劣質的蛋蛋殼表面的粉霜脫落，殼色油亮，呈烏灰色或暗黑色，有油樣浸出，有較多或較大的霉斑。

②手摸鑑別

若可以把蛋放在手掌心上翻轉。良質的鮮蛋蛋殼粗糙，重量適當。劣質的蛋，用手掂重量輕，手摸有光滑感。

③蛋殼的顏色跟營養無關

其實蛋殼、蛋黃顏色無關優劣，而是不同雞隻品種差異，如紅褐色羽毛的雞，就會產下紅殼蛋，白色羽毛的雞就是白殼，營養成分沒有分別。

④蛋黃的顏色深淺與品質無關

蛋的好壞無法從蛋黃顏色分辨，消費者不必迷信，有些紅蛋可能是添加了紅色色素。既然叫「蛋黃」，天然的最好，健康、雞所生的蛋，就是黃色的最好。

⑤不用迷信有機蛋

目前有機飼養的蛋雞場很少，生產門檻較高，所以市面上的有機蛋其實不多。若真要選購有機蛋，要注意有無「CAS台灣有機農產品」標章。

⑥保存雞蛋最好放冰箱

關於雞蛋的保存方式、保存期限，建議冬天可常溫保存、放置陰涼處即可；但夏日最好放置冰箱保存。

⑦蛋殼要洗乾淨

若是購買已標示為「洗選蛋」，建議不用再洗一次，因為反而會造成細菌孳生，若雞蛋表面略有髒污，可於食用前水洗雞蛋外殼再打蛋，但要養成習慣打完蛋後千萬記得洗手，避免病從口入。

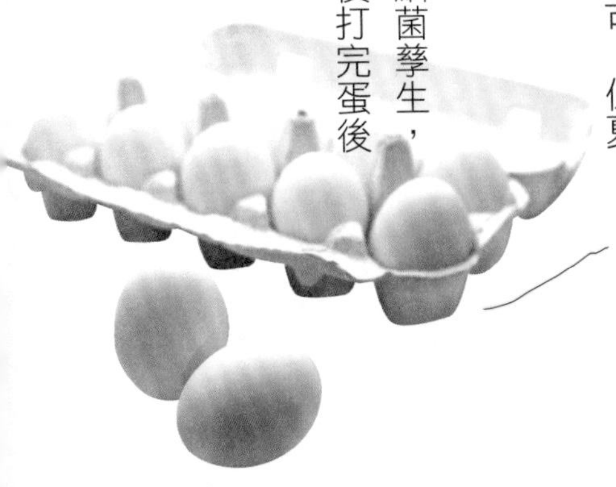

老奶奶腦中風，薑片木耳茶

隨渴隨喝，可以軟化血管、排血脂

木耳

黑木耳含有人體必須的8種胺基酸，具有減少血液凝塊、緩和冠狀動脈粥狀硬化、降低血栓的作用，對腫瘤有一定預防效果。

侍親心得

老鄰居蔣奶奶70多歲了，幾年前突發腦血栓，早晨躺在床上昏迷不醒，子女幾小時之後才發現。送醫院搶救之後，留下了半身不遂的後遺症，身體右半邊不能動彈，說話也說不清楚。

自從蔣奶奶出院回家後，兒子蔣大哥和妻子就一直跟前跟後照顧，希望能讓蔣奶奶的身體狀況有所好轉，可是幾個月過去了，蔣奶奶還是無法行走，只能躺著或坐著。這可急壞了蔣大哥，生怕自己母親以後的日子要在床上度過了。蔣大哥著急地向我討教，怎樣才能使母親的肢體功能有所恢復。

食療經驗　黑木耳有軟化血管、讓血液暢通的功效

我給蔣大哥的建議是：治療的藥物一定要堅持吃，按摩和復健活動一定要堅持做。此外，可以堅持服用一個驗方——「薑片木耳茶」，能幫助恢復，身體健康。

「薑片木耳茶」的具體做法是：黑木耳七克，生薑十片。每天早晨先用冷水將黑木耳浸泡十分鐘，洗去雜質，然後和切好的生薑片放在茶杯裡用開水沏，待稍涼後飲用。杯裡的水飲完後，繼續倒入開水沏泡，隨渴隨喝。

蔣大哥回去依法炮製，蔣奶奶一直堅持喝到現在，癱瘓的肢體慢慢有了知覺，後來也能邁開腳慢慢走路了，說話也漸漸清楚了。

生薑、有機黑木耳均是常用食物。生薑味辛、性溫，具有發表散寒、和胃止嘔、溫肺止咳、抗炎抑菌、祛痰利膽、促進胃液分泌等作用，常用於外感風寒、胃寒嘔吐、

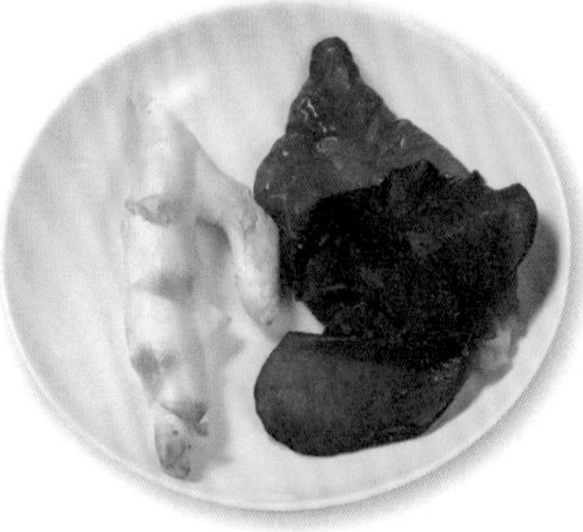

用薑片和有機木耳泡茶，可軟化血管，幫助血液暢通。

寒痰咳嗽等病症。有機黑木耳味甘、性平，具有補氣血、潤肺、止血等作用，具有抗氧化、調血脂、軟化血管、止血等作用，有助於降低血液黏度，讓血液暢通，避免罹患腦血栓及冠心病。有機黑木耳與生薑配合代茶常飲，可達到潤腸通便、益氣宣肺、升清降濁之效，對於血脂異常、高血壓、動脈硬化、便秘等症均有一定的治療和保健作用，且無明顯的副作用。

家中有老人或血黏度過高的人，應防患於未然，不妨將黑木耳列入每日的飲食中，一天5～10克，有助於降低血液黏度。

另外，向大家推薦一款預防心腦血管病的經典食療方：有機黑木耳豬瘦肉湯。

做法很簡單：有機黑木耳10克，瘦豬肉一百克，生薑3片，紅棗5枚，一起煮熟，放少許鹽調味，吃肉喝湯，每年冬季連吃45天可見效果。

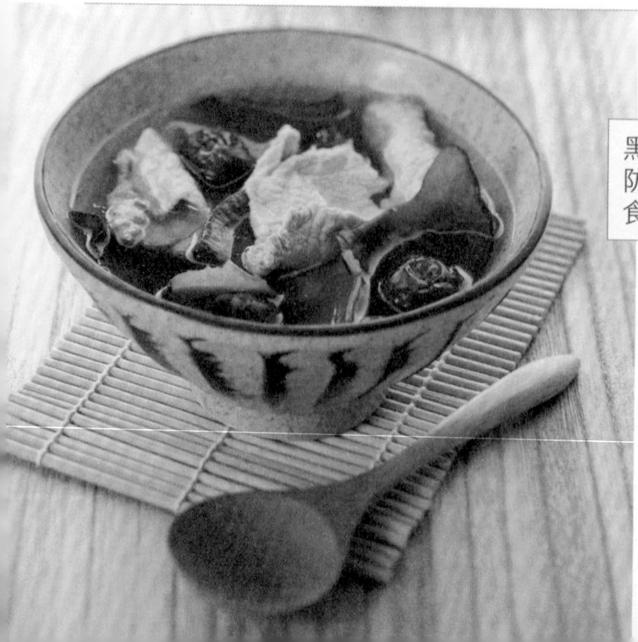

黑木耳豬瘦肉湯是預防心血管疾病的經典食療方。

延伸閱讀

預防腦血栓，吃這些水果效果好！

①棗子

棗能夠輔助治療心臟病、高血壓，緩和動脈硬化，從而預防腦血栓。

②柑橘

在水果中，柑橘含抗氧化成分最高，可預防血栓形成，經常食用，可預防心血管疾病及腦血栓。

③柿子

柿子中含維生素比一般的水果多，對於預防心臟病、心肌梗塞、中風都大有助益，其含有一種酚類化合物，有預防動脈硬化、降低心血管疾病發生率的功效。

④草莓

草莓是富含維生素和果膠物質的水果，能防治動脈粥狀硬化、冠心病、腦溢血，對防治高血壓有一定功效。

⑤奇異果

奇異果含多種微量元素、維生素，尤其維生素C和硒含量豐富，長期食用可降低血壓、血脂等症狀，奇異果汁對治療心絞痛、高血壓、心律失常有好處。

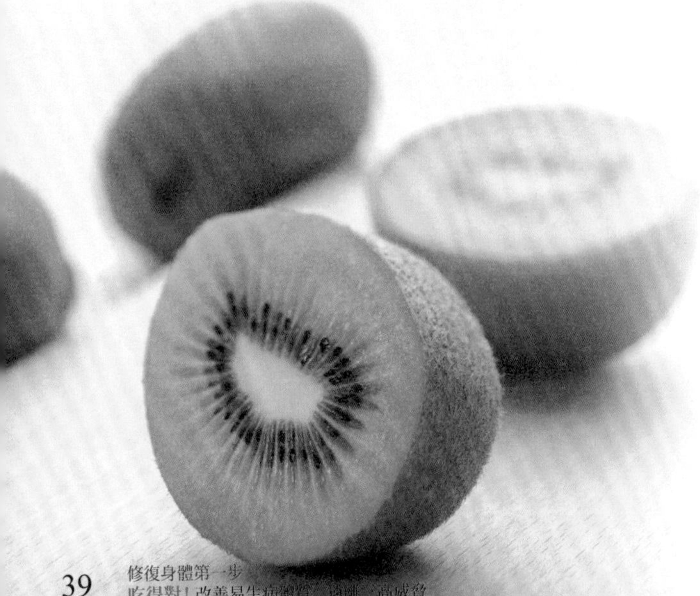

奇異果長期食用可降低血脂血壓，對心臟宿疾有也幫助。

▼家中常備小偏方，白糖醃海帶改善治不好的慢性咽喉炎

海帶　性寒，有藥用價值。具有消痰平喘、祛脂降壓等功效，可治咳喘、水腫、高血壓。

侍親心得

小姨是一位資歷頗深的中學教師，勤勤懇懇教學二十餘年，桃李滿天下。在培育出一代代得意門生的同時，小姨自己也得了職業病——慢性咽喉炎。每年秋冬兩季，慢性咽喉炎症狀常常加重，咽部紅腫、咽喉乾燥痛癢，一咳就是一兩個月，睡眠也受到很大的影響。

小姨說，自己認識的老師中，幾乎或多或少都患有慢性咽喉炎。的確，教師長期超負荷講課及發音方法不對時，使喉部和咽部黏膜在強氣流的長期衝擊下，導致黏膜充血腫脹，易發生慢性咽喉炎。這個一直困擾著許多教師的問題卻總被忽視。殊不知，咽喉炎並非小病，如果不能得到及時治療，對健康危害將會非常嚴重。

我給小姨介紹了一個實用的小偏方——白糖醃海帶。小姨自己吃後發現效果不錯，還推薦給了自己的同事。

食療經驗

慢性咽喉炎患者，飲食上勿食刺激、生冷食物

我推薦給小姨的方子是這樣的：生海帶二百五十克，冷水泡開，洗淨切絲，在開水中燙一燙，撈出，用一百克白糖將海帶絲拌勻，醃製三天後食用。每天空腹吃一次。每次一小碟，連續食用15天即可。

症狀得到明顯緩解後，一定要保持一段時間清淡、正常的飲食，禁忌油膩、麻辣等食物及飲酒，以免對咽部產生刺激，引起咽炎復發。但是，此方只適用於慢性咽炎中的痰熱蘊結型。

此類型的主要症狀是咽喉不適，受涼、疲勞、多言之後症狀較重，咳嗽，咳痰黏稠，口渴喜飲，咽黏膜充血呈深紅色、肥厚，有黃白色分泌物附著，舌紅，苔黃膩，脈滑數（該脈象的特點是往來流利，如盤走珠，應指圓滑，往來之間有一種迴旋前進的感覺，可理解為流利脈）。脾

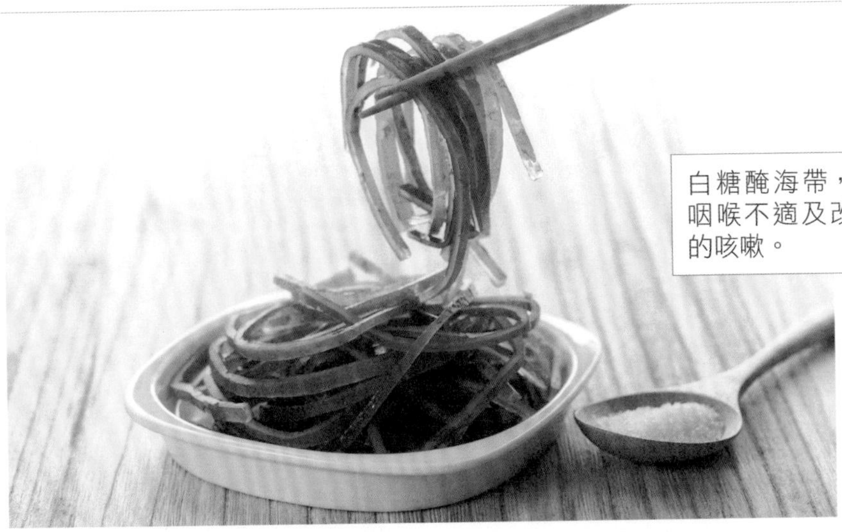

白糖醃海帶，可治療咽喉不適及改善嚴重的咳嗽。

胃虛寒者忌服，甲狀腺亢進的患者禁用，糖尿病患者勿用白糖。

慢性咽喉炎一向好得慢，我建議在平日飲食時就要多注意，第一，吃飯要定時定量，若長時間饑餓或暴飲暴食，則會導致胃腸功能紊亂，影響消化和吸收，造成體質衰弱，容易感冒，加重咽喉炎。

有的人喜歡吃過熱、過冷、或辛辣刺激食物，或嗜飲濃茶，使咽部黏膜經常處於充血狀態，加重咽部不適症狀。

另外，進食過快，食物未經細嚼就吞咽，粗糙飯團使咽部負擔加重，炎症難以消除，並容易被混雜在食物中的異物（如魚刺等）扎破黏膜，加重炎症。

延伸閱讀　預防慢性咽喉炎的方法

①養成運動習慣

生活要有規律，養成運動的好習慣。多到戶外活動，呼吸新鮮空氣，接受陽光沐浴，平常用冷水洗澡擦身，能使人精力充沛，增強對冷熱的適應力，提高抵抗能力。

②預防感冒

傷風感冒是引起急性咽炎和慢性咽炎急性發作的主要原因之一，而且發病率很高。因此，應注意天氣的冷暖變化，隨時增減衣服，活動出汗後不要馬上到陰冷地方，或吹風、沖冷水澡。睡覺時應關上電扇，避開風口處。在感冒流行季節，儘量少去公共場所，以免相互傳染。

咳不停時，試試按摩這些穴位！

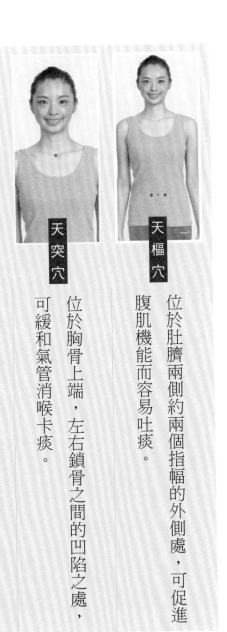

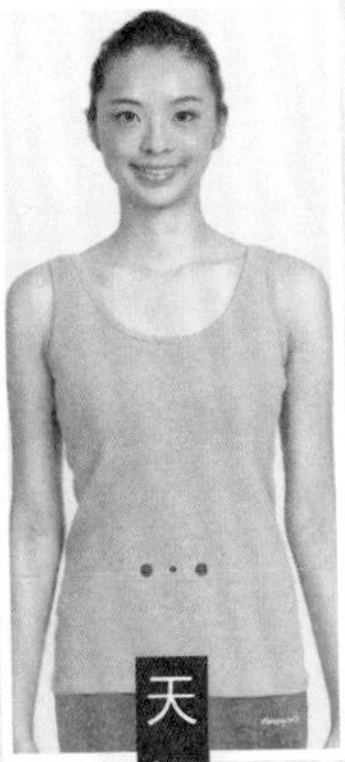

天樞穴

位於肚臍兩側約兩個指幅的外側處，可促進腹肌機能而容易吐痰。

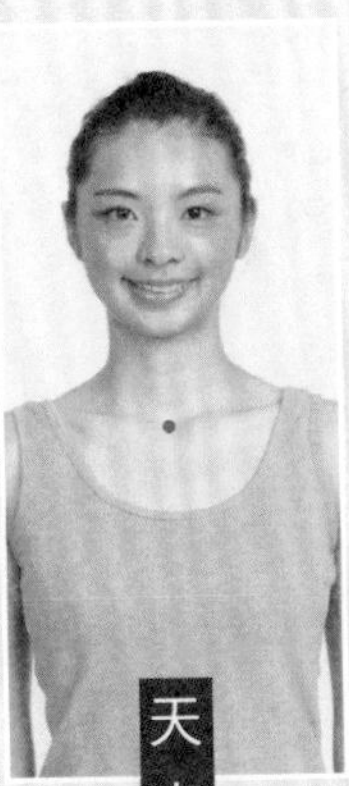

天突穴

位於胸骨上端，左右鎖骨之間的凹陷之處，可緩和氣管消喉卡痰。

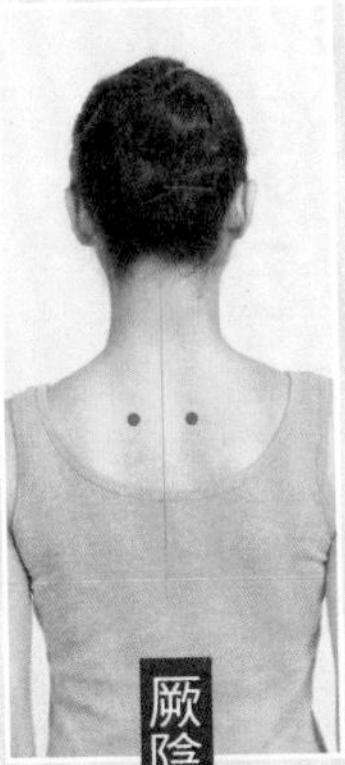

厥陰俞穴

位於肩胛骨內側背脊（第4胸椎）兩側，可消除背部緊張與緩和氣管而使呼吸通暢。

常煮枸杞雞蛋羹
防治老花眼、滋補肝腎

枸杞
味甘，性平，主要功效為養肝、滋腎、潤肺，自古就是滋補的上品，有延衰抗老的功效，所以又名「卻老子」。

侍親心得

父親以前視力特別好，還經常炫耀自己年輕時參加過空軍體檢。可父親還不到五十歲的時候，就出現了老花眼的症狀，看細小的字模糊不清，必須要將書本拿遠才能看清上面的字跡。父親很鬱悶，為何自己大半輩子英姿颯爽，現在卻要戴眼鏡。

因為不服老，父親一直硬撐著不肯戴老花眼鏡來矯正視力，旁邊有人在的時候還從來不把書拿遠了看，即使眼前一片模糊。其實，這樣即使勉強看清近目標，也會由於強行調節、睫狀肌過度收縮，產生種種眼睛疲勞現象，如頭痛、眉緊、眼痛、視物模糊等。

食療經驗

枸杞可使視網膜組織中的維生素C含量增加，從而增強視力

如何既不傷了父親的面子，又能幫助他改善老花眼的症狀呢？

我嘗試了這樣一個方子：枸杞雞蛋羹。做法很簡單：枸杞二十克，與兩個雞蛋調勻後蒸熟服用即可。

枸杞性味甘平，歸肝、腎兩經，有滋補肝腎、益精明目、養血的功效。中醫很早就有「枸杞養生」的說法，認為常吃枸杞能「堅筋骨、輕身不老、耐寒暑」。枸杞子有保護和營養視網膜組織的作用，可使視網膜組織中的維生素C含量增加，從而增強視力。

此外，枸杞還具有提高機體免疫力、抗衰老、保肝、降血糖、軟化血管、降低血液中的膽固醇、三酸甘油脂的作用，對脂肪肝和糖尿病具有一定的療效。

所以，它常常被當做滋補調養和抗衰老的良藥。而雞

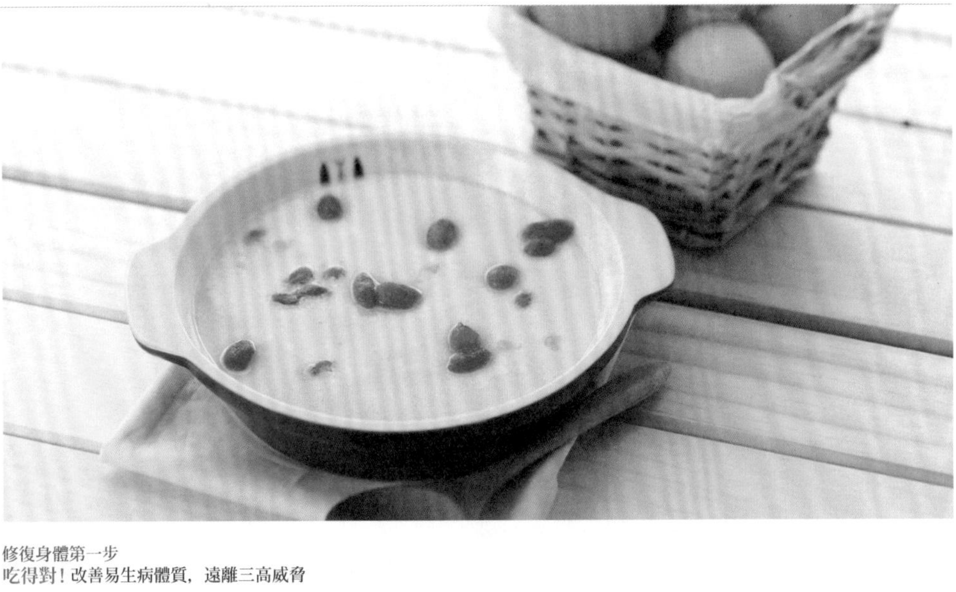

蛋性味甘、平，歸脾、胃經，可養血、滋陰、潤燥，用於氣血不足引起的多種症狀，是扶助正氣的常用食品。

枸杞與雞蛋共同煮食，在功效方面有協同作用，可預防和治療中老年人的老花眼，對肝腎不足引起的頭昏多淚也有效。

預防老花眼的藥膳方法還有很多，如桑葚糖、雞肝羹、決明枸杞茶等，都有一定療效。

桑葚糖：取新鮮桑葚五百克搗成泥狀，與白糖五百克加水適量共熬，待糖液泛黃並能提起細絲時，倒在塗有麻油的乾淨玻璃或瓷磚上，待冷卻後切成糖塊，隨時含服。此方對滋補肝腎虧虛亦有療效。

雞肝羹：雞肝一個，洗淨切碎，加米二百五十克、豆豉二十克，同煮後服用。此方對眼花、經常覺得視力模糊者適用。

決明枸杞茶：草決明、枸杞各十二克，沸水沖泡當茶飲服，有滋補肝腎、清肝明目的功效。

如果症狀嚴重，食療方法效果不理想的，也可以服用一些滋補肝腎、益精明目的中成藥，如明目地黃丸、石斛夜光丸等。但若老花症狀嚴重，一定要勸說父母佩戴老花眼鏡進行矯正。

延伸閱讀 老花眼的自我護理

①經常眨眼，利用一開一閉的眨眼方式來振奮、維護眼肌，然後用雙手輕揉眼部，這樣能使眼肌經常得到鍛鍊，延緩衰老。

②經常轉動眼睛，因為眼睛經常向上、下、左、右等方向來回轉動，可鍛鍊眼肌。

③正確掌握閱讀方法，讀書時要舒適地坐著，全身肌肉放鬆，讀物距離眼睛30公分以上，身體不要過分前傾，否則，會引發背部肌肉的勞損。不要在床上躺著看書，過度疲勞時不要強行讀書。

④從暗處到陽光下要閉眼睛一下，不要讓太刺眼的陽光直接照射到眼睛。看電視、電影的時間不宜過久，保護好視力。

▼冬天熬補湯加陳皮，緩解腸胃不適、治療咳嗽多痰

陳皮

陳皮即橘皮，由橘子成熟後的果皮曬乾或烘乾所得。陳皮放置年份越久越好，故稱為「陳皮」。陳皮是一味重要的中藥材，可以用作烹飪佐料及製作零食，具有燥濕化痰、理氣和中的功效。

侍親心得

父親總是說，自己最不喜歡的季節就是冬季。因為冬天一到，自己就感覺到各種不舒服，而且，冬天還給人一種蕭瑟孤獨的感覺，讓人心理上特別難受。

父親的這種想法，很多老人家都有。立冬之後天氣漸寒冷、氣候乾燥，給生理、心理帶來諸多不良影響。而且，稍不注意，就會引起舊病復發或誘發新病，特別是一些呼吸道疾病都很容易在冬季裡發生。冬季老年人的抵抗能力也相對較低。因此，如何做好冬季的保養，尤為重要。

食療經驗 冬天為父母多煲湯調養，暖胃也暖心

我侍奉雙親的心得就是：冬季要多為父母煲熱湯，既美味又養生。而且，在湯裡放幾片陳皮，不僅能改善味道，而且可以緩解胃部不適、治療咳嗽痰多。

陳皮，其實是我們平時所吃的橘子的皮，由於其放置的時間越久，其藥效越強，故名陳皮。中醫學認為陳皮味辛苦、性溫，具有溫胃散寒、理氣健脾的功效，適合胃部脹滿、消化不良、食慾不振、咳嗽多痰等症狀的人食用。

陳皮中含有大量揮發油、橙皮甙等成分，它所含的揮發油對胃腸道有溫和刺激作用，可促進消化液的分泌，排除腸道內積氣，增加食慾。

但需提醒的是，陳皮偏於溫燥，有乾咳無痰、口乾舌燥等症狀的陰虛體質者不宜多食。此外，鮮橘皮不具備陳皮那樣的藥用功效，另外，因為鮮橘皮表面有農藥和保鮮

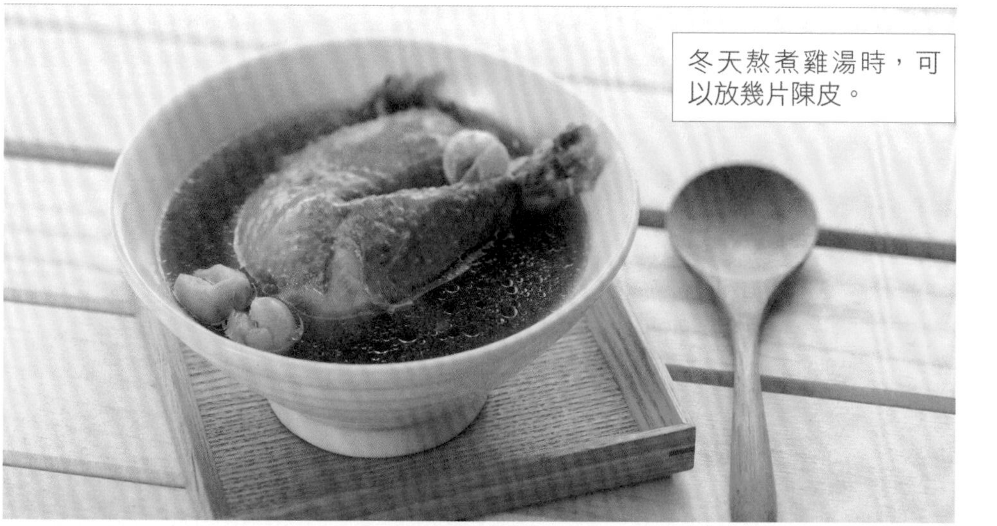

冬天熬煮雞湯時，可以放幾片陳皮。

劑污染，這些化學製劑有損人體健康，因此，不可以用鮮橘皮來代替陳皮。

延伸閱讀　幫父母冬季禦寒3大保健法

方法①
◎◎◎◎◎常喝薑棗湯

晚上經常用10枚大棗，5片生薑煎茶喝，可增加人體的抗寒能力，減少感冒及其他疾病。

方法②
◎◎◎◎◎床頭擺橘子

橘子性溫，能散發出較強烈的氣味，可以祛病除毒，還可以防治鼻炎。睡覺前剝幾瓣橘子吃，能消痰止咳。

方法③
◎◎◎◎◎夜枕桑菊枕

以碎桑葉和菊花作枕心，會讓人感覺清新、入眠快，同時可以驅風，防治感冒。

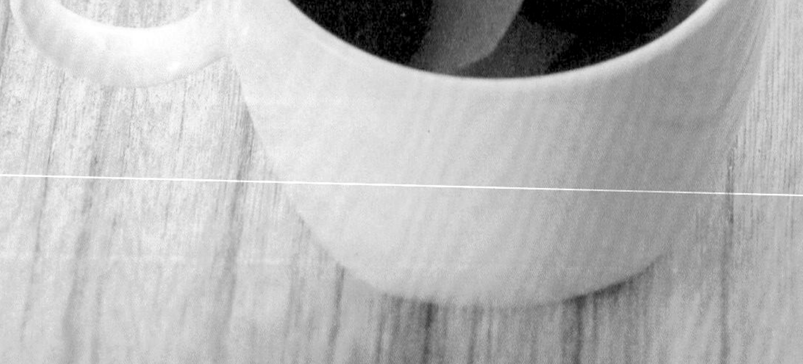

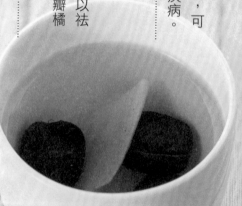

晚上喝蜂蜜水・・・

可改善失眠，增加抵抗力

蜂蜜

性味甘、平，對腹痛、乾咳、便秘等有療效。蜂蜜為兩種單糖類的葡萄糖和果糖所構成，可以被人體直接吸收，還含有各種維生素、礦物質和胺基酸。

侍親心得

父母平時雖然不喜歡吃各種營養品，但對蜂蜜卻是情有獨鍾。都說蜂蜜被譽為「老年人牛奶」，可以增強身體的抵抗力，並對老年性疾病有防治作用，所以家裡蜂蜜從來沒有斷過。我不僅鼓勵父母常食用蜂蜜，更告訴他們飲用蜂蜜有一些小撇步，能讓蜂蜜發揮最好的營養保健及醫療功效。

食療經驗

蜂蜜——超級營養的補品

首先是服用時間。俗話有「朝鹽晚蜜」的說法，指晚上睡前喝一杯蜂蜜水，可以安神益智、改善睡眠。因此，晚上喝蜂蜜是最好的選擇。

不過服用方法也要注意。對於鄉下親戚送來的或從市場上剛買的新鮮蜂蜜，我讓父母直接服用，即不必加熱就服用，這樣可以保全蜂蜜中的營養成分不致損壞，有利於充分利用。我特別叮囑父母不要用開水沖或者高溫蒸煮蜂蜜，這是因為水溫過高會嚴重破壞蜂蜜中的營養物質，甚至會產生讓人不愉快的酸味。蜂蜜最好用攝氏40度左右的溫開水（最高不要超過65度）或涼開水稀釋後飲用。

如果蜂蜜出現發酵現象必須加熱滅菌時，則應採用隔水加熱法，即放在鍋中蒸，蜂蜜溫達攝氏60度∫65度時保持15∫30分鐘，酵母菌即可被殺死。

蜂蜜的營養價值很高，很適合銀髮族飲用，除了水分之外，它的主要成份是果糖和葡萄糖。葡萄糖是一種供應熱量的糖，可在血液中立即被代謝，但果糖則需經過肝臟的作用才能轉變為葡萄糖，所以運動選手常利用蜂蜜來供給即時的熱量。

蜂蜜的營養價值

水　份	18~23%	蔗　糖	26%	維生素	B1、B2、B6、泛酸鐵、銅、鈣、磷、鉀等
葡萄糖	35%	糊　精	1.4%	礦物質	鐵、銅、鈣、磷、鉀、硫、鈉、鎂等
果　糖	36%	蛋白質	0.3%	酵　素	轉化、澱粉

蜂蜜中並含有豐富維生素A、C、D、B_1、B_2、膽酸、菸酸、葉酸等。吃蜂蜜等於吃綜合維他命，它更含有多量的天然酵素，有轉化酶、澱粉酶、過氧氫酶、葡萄糖氧化酶、酯脢等多種酶，食用後可直接被人體吸收，還有它的礦物質含量也很多，包括：鈉、鉀、鈣、鎂、鐵、硫……等。

蜂蜜的種類很多，要如何選擇呢？因為蜜蜂採集的花卉種類不一樣，所以蜂蜜的風味也不同，目前有龍眼花蜜、荔枝花蜜、百花蜜、冬蜜等等，但現在有很多不肖業者，以果糖和葡萄糖混合，煮成跟蜂蜜相似色澤，營養成分差距很大，記得要仔細挑選真的蜂蜜。

延伸閱讀 **你買的是真蜜還是假蜜？**

①將蜂蜜滴一滴到衛生紙上，很快化開的是劣品，凝結成形的是真品。

②手指放在瓶後，真蜜看不到五指，假蜜則看得一清

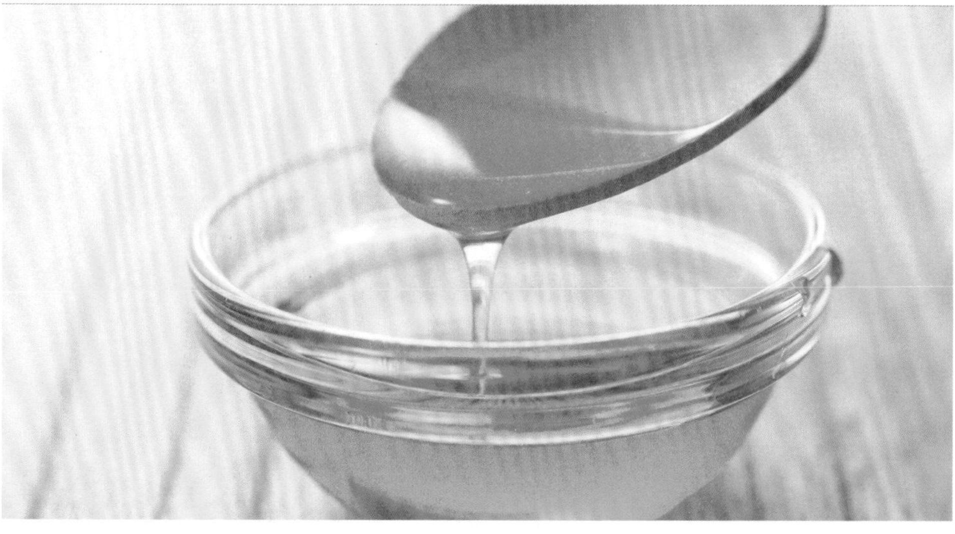

二楚。

③將些許的蜂蜜，加四至五倍的乾淨水溶解稀釋，靜置一天後觀察，有沉澱物的是劣品。

④真蜜有蜜的風味，且有所屬蜂蜜種類的香味，比如龍眼蜜則應該有龍眼香味，味道甘甜濃郁。

⑤將一口蜜含於口中，慢慢嚥下後口齒有蜂蜜的餘香，假蜜入口後會覺得有黏性，無香味，甚至有鐵鏽味。

真蜜與合成蜜的分別

	真蜜	合成蜜
外觀	手指放在瓶後，看不清五指，表面氣泡少。	五指一清二楚，表面無氣泡。
氣味	具有植物的花香味。	特有香精味。
結晶	細緻呈乳白色。	不結晶。
口感	有花香味、口感甘潤、生津回味久，結晶體入口即化。	無花香味，只有糖水味。
加水搖振	泡沫多，消失慢。	泡沫少，消失快。
沖熱開水	香甜帶酸味感。	味甜，不變酸。

資料來源／農委會蜜蜂主題館網站

冬末春初喝生薑蔥白飲
預防感冒超有效

生薑 性味辛、微溫，歸肺脾胃經，為芳香性辛辣健胃藥，有溫暖、興奮、發汗、止嘔、解毒等作用，在遭受冰雪、水濕、寒冷侵襲後，急以薑湯飲之，可增進血行，驅散寒邪。

侍親心得

冬春季節，我們家都非常小心父母的健康，老人家抵抗力弱，氣溫一旦出現較大波動，就很容易感冒。父母認為感冒是小事，他們認為普通感冒在生活中在所難免，也不算什麼大病，因此，撐一下或隨便買點藥吃吃就好了。我知道很多老年人都有這種心態，對感冒覺得無關緊要。

但事實上，對於老年人而言，感冒用藥不當會導致病情加重並埋下隱患，處理不當更有可能引起嚴重後果甚至危及生命。因此，我及時給父母上了堂「感冒教育課」，並教了他們一個預防感冒的小偏方。

食療經驗

簡單的生薑蔥白水，提升免疫力，換季時不感冒

這個小偏方其實很簡單，就是生薑蔥白水。

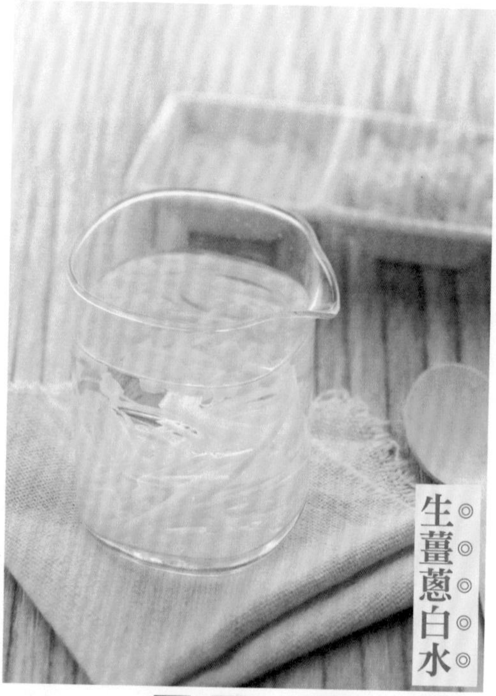

◎◎◎◎◎生薑蔥白水

材料 生薑一百克，蔥白50克，冰糖20克，開水五百CC。

做法 薑切絲，蔥白切碎，加入冰糖，開水沖飲，片刻即可。

功效 適用於風寒感冒。

原理 生薑性味辛溫，有散寒發汗、化痰止咳、和胃止嘔等多種功效；蔥白對感冒引起的頭痛、鼻塞有緩解作用。

除了喝生薑蔥白水，還有一個方法就是用蔥薑水泡腳。取蔥白、生薑等量，搗爛，放入腳盆內，沖入沸水一千五百CC。5分鐘後將雙腳放入盆中洗泡5～10分鐘，再用雙手揉搓腳心2～3分鐘，泡到身體微微出汗。可以有效地防治感冒。

此法能舒緩神經，促進血液循環，達到放鬆、減壓的效果，並且可以預防感冒。

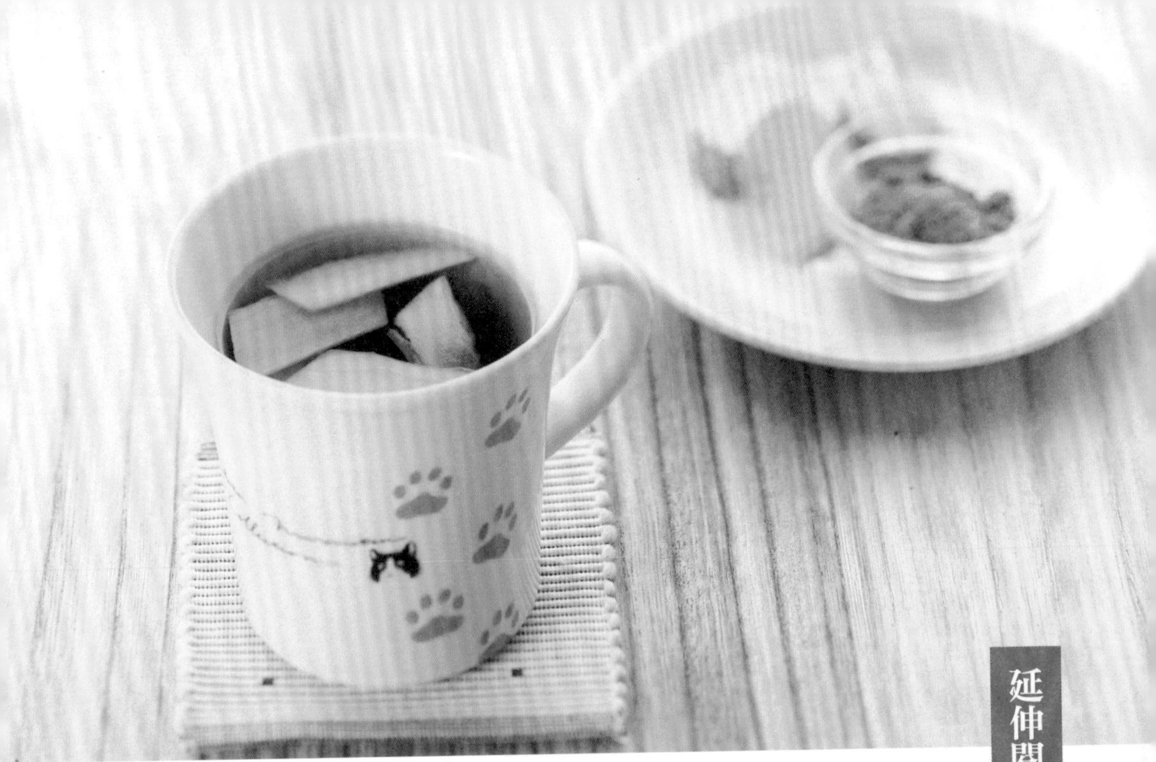

延伸閱讀

3個預防感冒小撇步

冷臉熱足法：養成早、晚以冷水洗臉、熱水洗腳的習慣，有助於提高身體抗病能力，「禦感冒於肌膚之外」。

撇步① 用鹽水漱口

用淡鹽水早、晚餐後漱口，可殺死口腔致病菌。

撇步② 經常喝薑茶

以生薑、紅糖各適量煮水代茶飲，能有效地防治感冒。

撇步③ 穴位按摩法

兩手對搓，掌心熱後按摩迎香穴10餘次，能有效防治感冒。

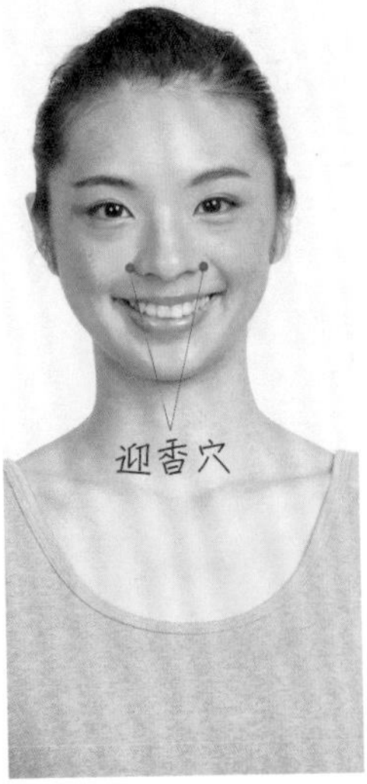

一匙白糖，治療持續性打嗝

白糖
白糖是一種常用的調味品，日常生活所指的「砂糖」通常便指白砂糖。

侍親心得

有一天，我發現父親持續不斷打嗝，仔細一問，他說這種情況已經持續了兩三天了。父親自己嘗試了各種方法，比如吞飯團、受驚嚇、大口喝水等，都沒止住，只好索性不理了。母親在一旁抱怨，說肯定是因為前些天吃飯的時候吃得太急了。

平常身體健康的人偶發的打嗝不足為奇，大都是輕微而能自癒的。但是，如持續性打嗝，則難忍受，妨礙休息，而老人家不斷打嗝則可能有腸胃問題。

食療經驗

打嗝可能是腸胃道的慢性疾病，可別輕忽

其實，打嗝是生理上常見的現象，是因為橫膈膜痙攣收縮而引起的。橫膈膜

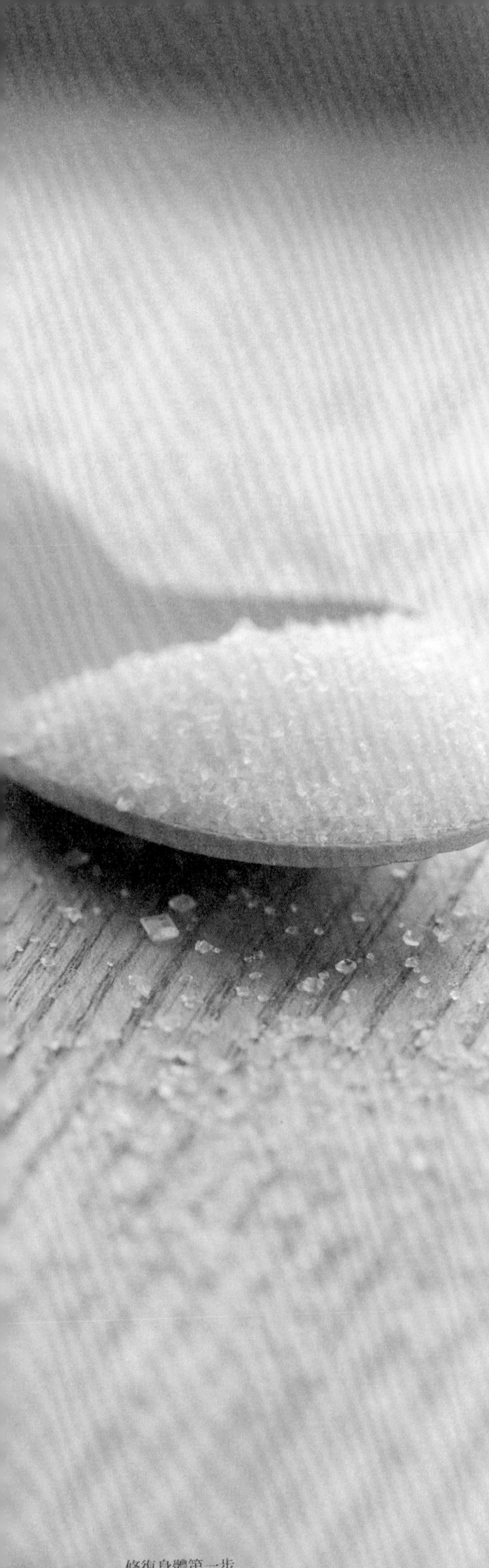

不是分隔胸腔和腹腔的一層膜，而是一大塊肌肉。它每次平穩地收縮，我們的肺部便吸入一口氣。和身體其他器官一樣，膈肌也有神經分佈和血液供應。當引起打嗝的誘因刺激刺激到膈神經後使膈肌發生痙攣性收縮，於是出現打嗝症狀。

打嗝常常是由於飲食過飽引起的。引起打嗝的原因有多種，包括胃、食管功能或器質性改變。也有可能由外界物質生化、物理刺激引起。比如，進入胃內的空氣過多而自口腔溢出，精神神經因素（如迷走神經興奮、幽門痙攣）、飲食習慣不良（如進食、飲水過急）、吞咽動作過多（如口涎過多或過少時）等，而胃腸神經官能症、胃腸道慢性疾病引起胃蠕動減弱所致的打嗝則發病率頻繁且治療時不易改善。

看著父親難受的樣子，我立即教了他一種方法：吃1～2茶匙白糖，用溫開水慢慢服下，再深吸一口氣，憋氣少許，而後慢慢將氣呼出。父親依法照做之後，打嗝果然立即停止了。白糖之所以能緩解打嗝，是因為味道甘甜的食品能夠起到鎮靜作用，能抑制橫膈膜神經的反應，從而減緩打嗝症狀。

延伸閱讀 試一試！有效的止嗝療法

我再介紹幾種簡單的止嗝療法：

①用手指堵住耳朵，通過刺激耳朵裡的神經末梢，迷走神經會做出相應反應，進而停止打嗝。但是，堵住耳朵時，要避免用力過猛或指甲過長導致耳道疼痛或受損。因此，動作要輕柔一點，手指塞進耳朵不要太深。

②用一個紙袋或食品塑膠袋套入口鼻部，反覆呼吸袋內的氣體，利用自己呼出的二氧化碳來刺激呼吸中樞。

③以軟質紙搓成細撚，送入鼻腔輕輕撚轉，打個噴嚏，即可止嗝。

修復身體第二步

動起來！

8種保健操，健康大成效

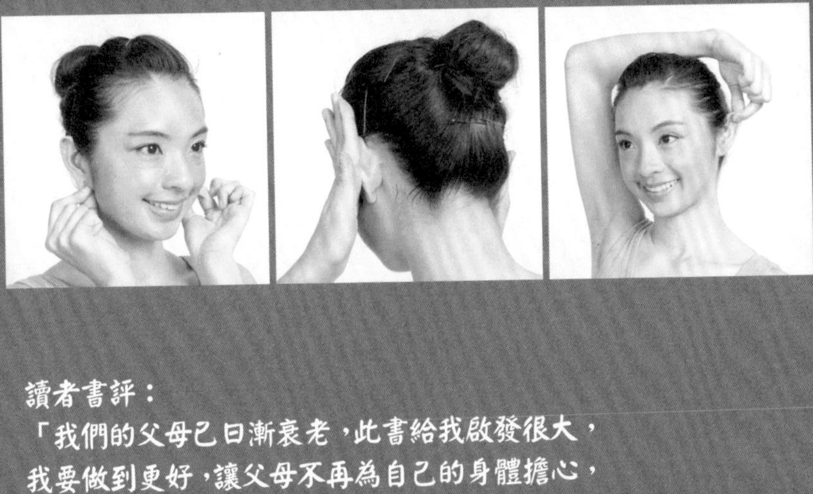

讀者書評：

「我們的父母已日漸衰老，此書給我啟發很大，我要做到更好，讓父母不再為自己的身體擔心，讓他們感受到青春還在，謝謝此書的作者，我會把這本書的每一點做到位。」

跟父母一起做！

3個小動作預防腦中風

醫師小叮嚀

平常多運動左手、左腳來鍛鍊右腦的功能，可增強血管的韌性，促進左右半腦的均衡發展，預防腦中風。

侍親心得

有一天我的二舅在家裡突然感到天旋地轉，站立不穩，暈倒在地。送到醫院，醫生診斷為腦中風。現在他躺在病床上，完全失去了自理能力，之後生活起居都需要靠他人協助，父母親非常擔憂他的病況。

我記得以前二舅的身體很健康，沒想到說倒下就倒下，後來才知道，其實他有高血壓的病史，但自己覺得血壓很穩定，就擅自停藥一段時間。做兒女的，平時要多關心長輩，多一份叮嚀，就少一份風險。

健康首選 天天動一動，柔軟腦血管，預防中風

引起腦中風的原因有很多，如高血壓病和動脈粥狀硬化，是最主要和最常見

的。而心臟病，是腦栓塞的主要原因之一。代謝病如糖尿病、高脂血症等，均與腦血管病關係密切。另外，氣溫變化，環境、情緒的改變，過度緊張、疲勞等也是腦中風的原因。吸菸、過度飲酒者中風發病率也會大大增加。

為了防患於未然，給父母帶來不必要的傷害，我向父母推薦了幾個預防中風的小動作。

◎◎◎◎雙腳劃圈

1

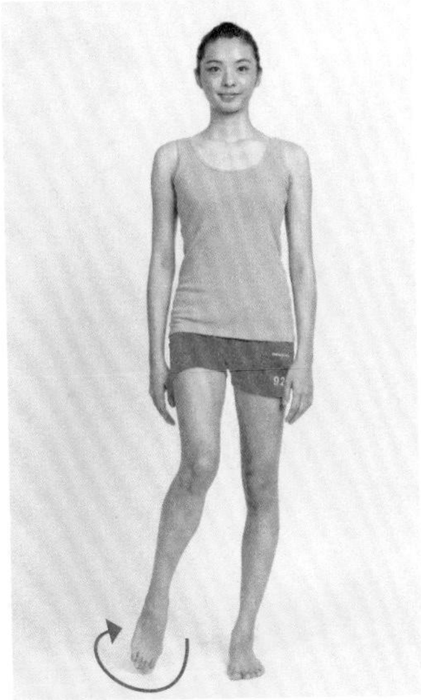

自然站立，旋踝時，其中一腳站立，另一隻腳旋轉。

2

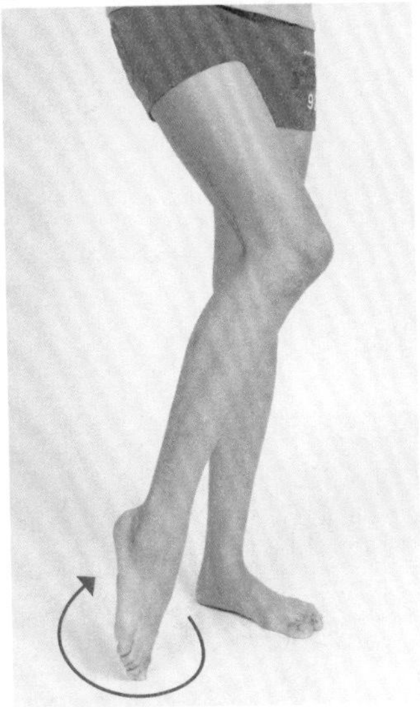

雙腳交替進行，也可採取坐立或仰臥位進行。每次運動以15分鐘為宜，一天內一到兩次即可。

◎◎◎◎◎◎◎◎雙手摩擦並按摩頸部

1

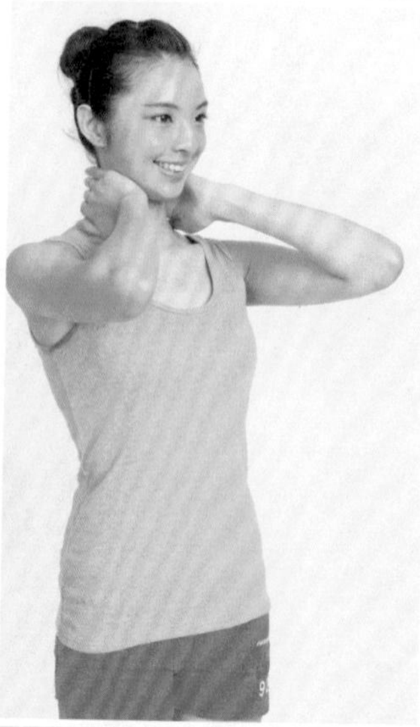

雙手摩擦發熱。按摩頸部兩側，以皮膚發熱發紅為宜。

2

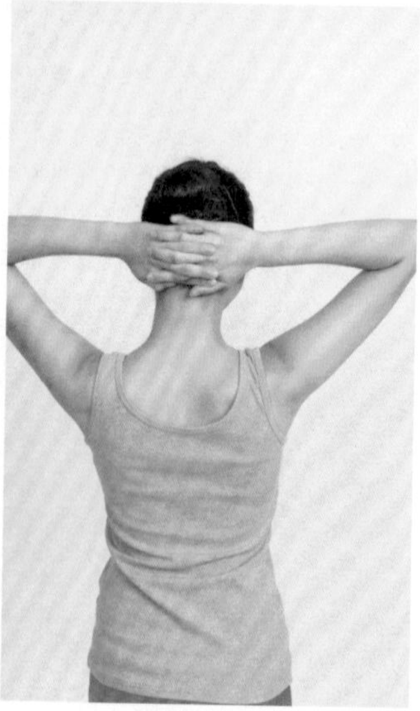

雙手十指交叉置於後腦，左右來回擦至發熱。可以配合轉頭活動，頭前俯時脖子儘量前伸，左右旋轉時幅度不宜過大，做30遍即可。

◎◎◎◎運動肩部

1

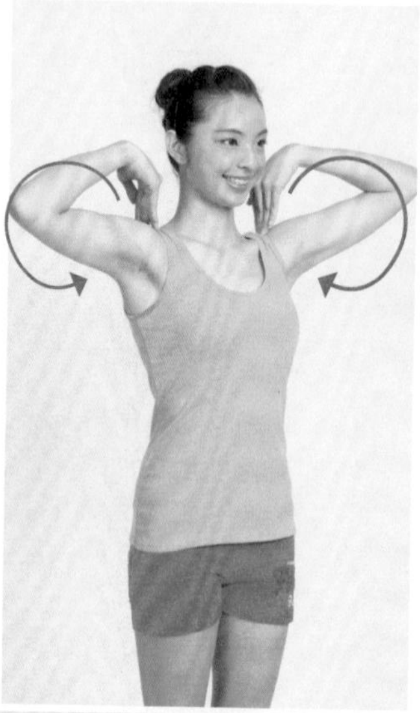

雙手放在兩側肩部，掌心向下，兩肩先由後向前旋轉10次，再由前向後旋轉10次。

2

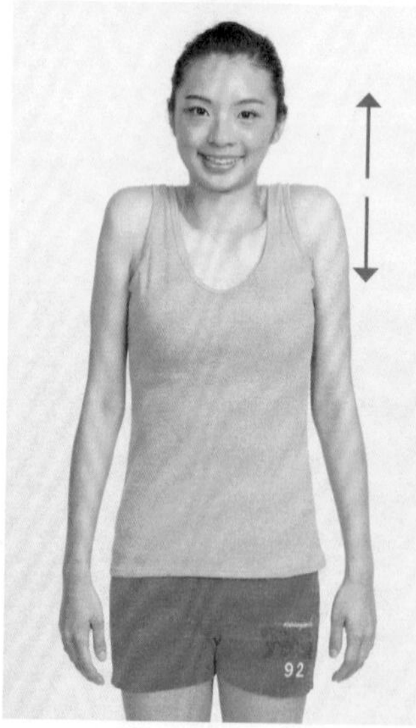

接下來做雙肩上提、放下，每次聳肩儘量使肌肉有緊迫感，放鬆時也要儘量使肌肉鬆弛。

延伸閱讀　別慌！腦中風急救這樣做

中老年人平時血壓過高或偏低，會突然出現表情呆滯、口眼歪斜、呼吸急促、口吐白沫、瞳孔變小或不等大、意識障礙、語言不清、四肢活動受限、大小便失禁等症狀，這時首先應該想到的是腦中風。

面對這種狀況時，需要的是沉著、冷靜，千萬別慌張。不要隨意搬動病人，尤其是頭部不能輕易晃動。應讓病人保持平臥位，以頭部與床面夾角呈30度為宜。迅速解開衣領，鬆緩腰帶。也可讓病人側臥位，防止嘔吐物或異物誤入氣管。若有假牙，應立即取出。

保持室內空氣新鮮，注意病人的保暖，不要濫用藥物或給予不當的針刺，然後儘快送醫院或請專科醫生就地搶救。

每天握‧握‧握手 鍛鍊握力，延緩手臂衰老

侍親心得

平時我和老婆去上班時，母親就常幫我們去社區附近的菜市場買菜，有時候菜買稍多一點，母親要走走停停才能把菜提回來。我和老婆怕母親過於勞累，提議還是我們下班回來順便去菜市場把菜買回來。母親疑惑，年輕的時候，手勁明明很強，怎麼年紀大了，手勁卻跟著變小了。

其實，老人家的手勁跟健康，手勁愈強表示身體愈年輕與健康，幾個簡單的小運動，可以幫父母訓練一下手勁。

醫師小叮嚀

日常生活中，加強手指靈活性的鍛鍊，也可以增強握力，如學學舞蹈或練習太極，效果也不錯。

健康首選 訓練手勁，預防疾病超有效！

確實，隨著年齡的增大，老人的手勁也會變小。我們平常在說一個人體質太

弱時，常會用「手無縛雞之力」來形容；而人們印象中，似乎手勁小的人也多半身體不夠強壯。一項醫學調查的結果也證明，比起「手無縛雞之力」的人，握力大者更容易長壽。

握力與其他肌肉力量一樣會用進廢退，需要練習才能提高。建議身體條件允許的老人可以做做伏地挺身的動作，但要注意安全，量力而行。

由於大腦支配手的區域，要比支配腳或者其他部位的大很多，所以，日常生活中，加強手指靈活性的訓練，也可以增強握力，如學學拉丁舞或練習太極拳等。此外，練手勁時不建議單純練手，前臂力量的訓練也很重要。

如果在練習中發現左右兩手的握力差距太大，遠遠超過2公斤，應引起注意，這可能是某些疾病的警訊。於是，我給父母推薦了幾個小方法來訓練握力。沒有工具在手邊時，可以收腹、挺胸拔背、收下巴站立；一隻手使勁握拳，

◎◎◎◎訓練握力

右手用力握拳，左手五指張開，然後用左手用力包住右手，持續出力數分鐘，兩手交替訓練。

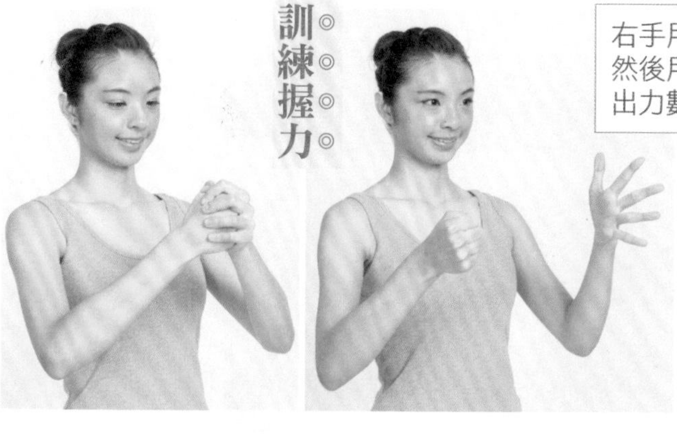

另一手五指張開，然後使勁包住握拳的那隻手。這些都是可以訓練握力的方法。

我們還可以借助小工具來訓練握力，如把掃把或拖把豎在自己手心，並用五指捏緊，讓它始終保持垂直；握杯子、捏礦泉水瓶；捏核桃，把兩個核桃放在手心裡揉來揉去，既能提高手指的靈活性，又能提高握力。另外，練習書法，也能增加握力，尤其是毛筆書法。

這些小方法簡單易行，長期堅持下來，父母的握力確實提升了不少。

延伸閱讀

延緩手臂衰老，做這三招「模仿動作」很有效！

下面這幾個模仿動作能有效延緩手臂的衰老。

1 模仿轉腳蹬

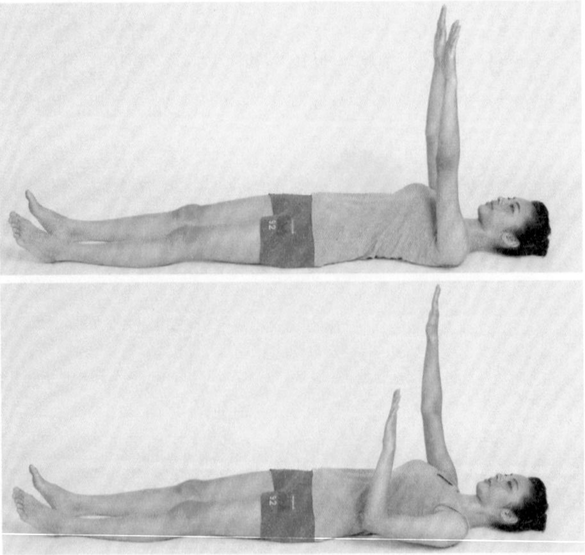

平躺仰臥，手臂向上伸直，好像用手去轉動單車的腳踏一樣活動，可做1～2分鐘。

2 模仿打沙包

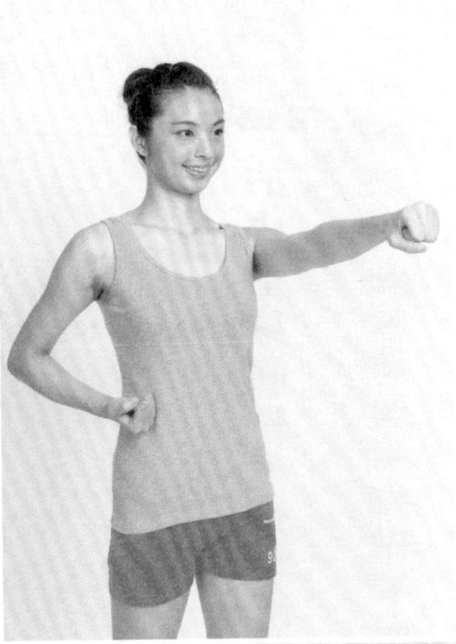

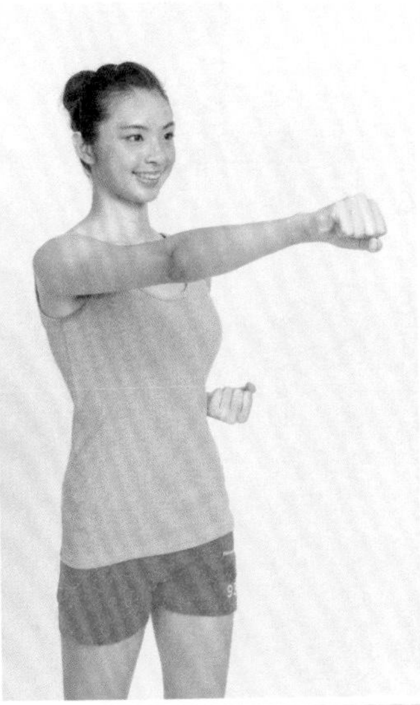

想像前面有一個沙包，用拳頭用力擊過去，或是與一個假想的對手在打拳，可重覆做10～20次。

3 模仿拋球

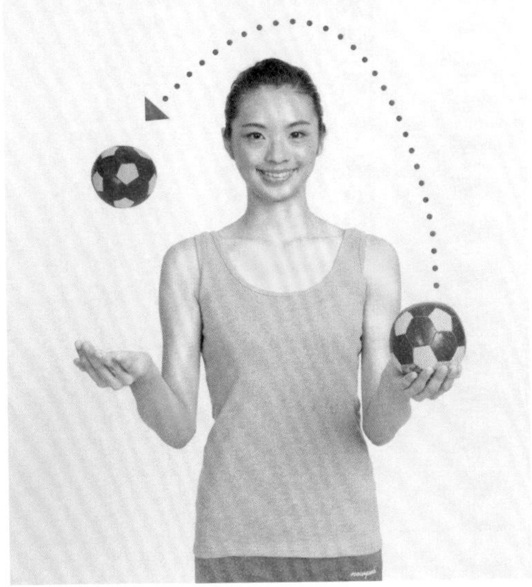

拿一個球拋向空中，落下時接住，或者讓球彈在地上、牆上而接。如果沒有球，亦可做拋球的手勢，左右手臂各做10次，稍稍休息後，再做10次。

▼常做全身保健操・・・・・小毛病一掃而光

醫師小叮嚀

做保健操時，高血壓患者應避免低頭彎腰動作。若出現頭暈、乏力等不適，應休息片刻後再練。

侍親心得

岳母特別愛趕運動潮流，流行跳舞的時候，岳母是跳舞愛好者，流行倒走的時候，岳母是倒走的追捧者，流行健美操的時候，岳母又潛心學習起健美操來……這讓妻子和我對老人的熱情和精力非常佩服。可是運動潮流變得太快，有沒有一套運動能達到全方位的功效呢？

健康首選

活化全身筋骨！每天做個保健操，常保年輕

人到中年以後，各種毛病不斷找上門。這毛病治好了，另一種毛病又來了。比如說肩膀痛才緩解，下次可能頸椎就有毛病了。運動能有防治疾病的作用，但單

一的運動並不能達到全盤的功效，必須要全方面考慮，各個擊破。在這裡我給大家推薦一套綜合保健操，讓你小毛病一掃而光。

當然，運動應要結合自身情況，以適宜的健身方式堅持不懈，就能收到事半功倍的效果。就像中醫看病要辨證論治、因人而異，健身也是如此。不要今天聽別人說跑步好就去跑步，明天說拍手能健身又拍手，應該要找到適合自己的方式。

◎◎◎拍手操

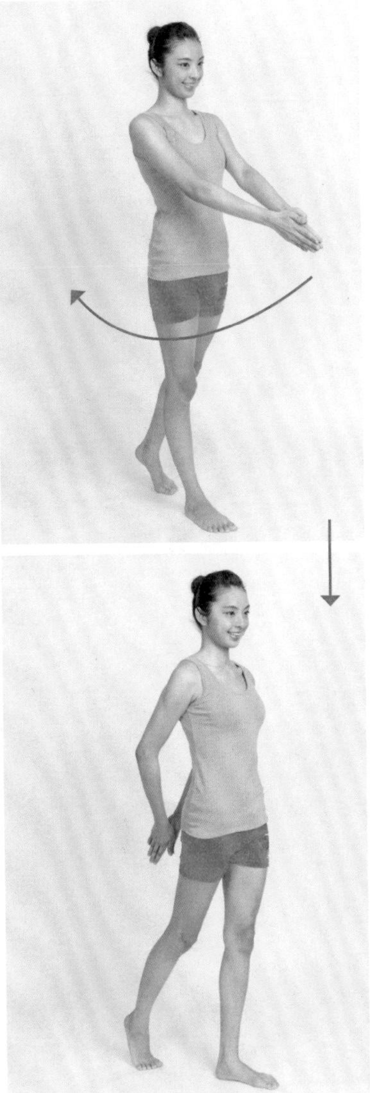

雙手前、後拍掌50次。拍掌時雙腳小跳，但膝蓋不好的人，就不要做跳躍的動作，可以在健走時做此動作，這樣既可活動手足部位，又可牽動全身經絡關節。

頸椎操◎◎◎

1 抬頭低頭

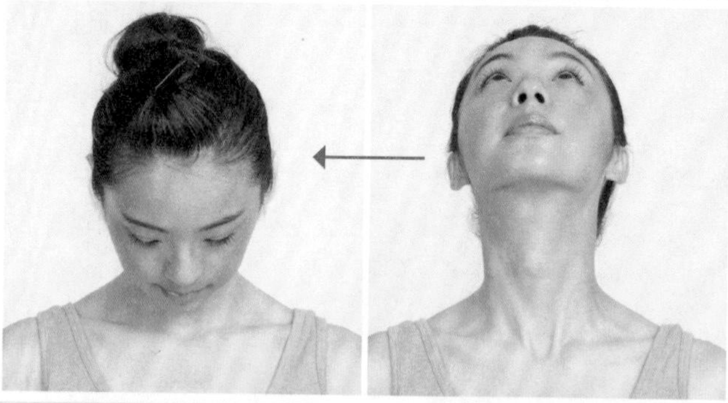

抬頭時眼睛向上看，低頭時向下看，各做50次。

2 左右轉頭繞圈

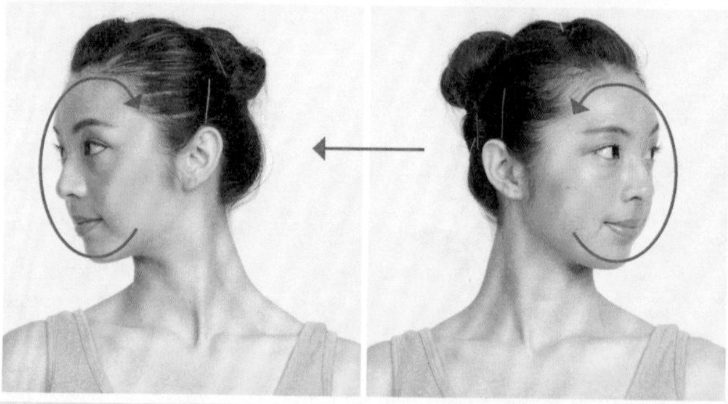

先逆時針方向頭向左轉繞圈50次，再順時針方向頭向右轉繞圈50次。

3 叉腰轉肩

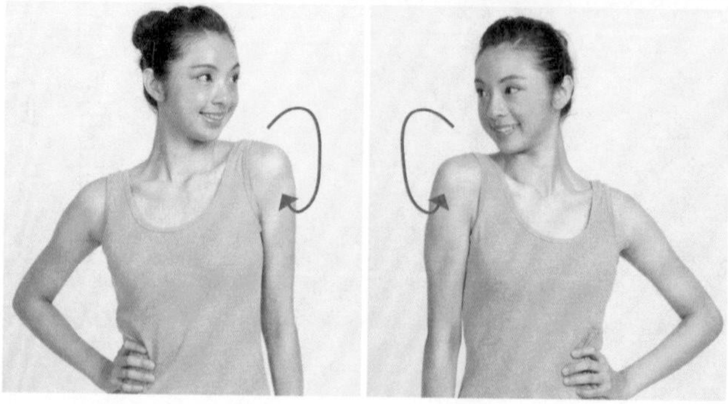

先朝左轉肩，右手叉腰，頭朝左，用左手牽動左肩向前劃圈50次；反之，向後做50次。運動完左肩，再做右肩，最後左右聳肩各20次。

▼量身打造脊柱保健法
改善腰背酸痛，預防脊椎退化

醫師小叮嚀

如果你某一腳的鞋後跟的磨損程度總是遠遠超過另一隻鞋時，表示你的脊柱不正。

侍親心得

岳母向妻子反映近來常感覺腰酸背痛，在銀髮族裡多半都有腰酸背痛的老毛病。不過，由於3C產品的盛行，年輕人也經常肩頸、手臂酸痛，而必須求助復健診所，現在不開始保養，之後的毛病會更多。

健康首選 脊柱健康操，啟動身體自癒力

脊柱是否柔韌堅強，與人生活品質高低及健康長壽密切相關。脊柱位於背部正中，呈鏈狀長條形，是人體中軸，由頸椎7塊、胸椎12塊、腰椎5塊以及骶骨和尾骨組成。具有保護脊髓、負重、運動軀幹等重要功能。很多人都患過落枕，或者是早上醒來之後，自覺頸肩沉重不適，蜷縮或僵硬，或腰背感到極不舒服，特別是

中老年人更為常見，醫學專家將這種現象稱為脊柱退化。如果我們能及早認識這些問題，養成預防的好習慣，就可以減少病痛的發生。於是，我給岳母推薦了幾個保持脊柱健康的運動方法。

◎拿捏後頸◎

1

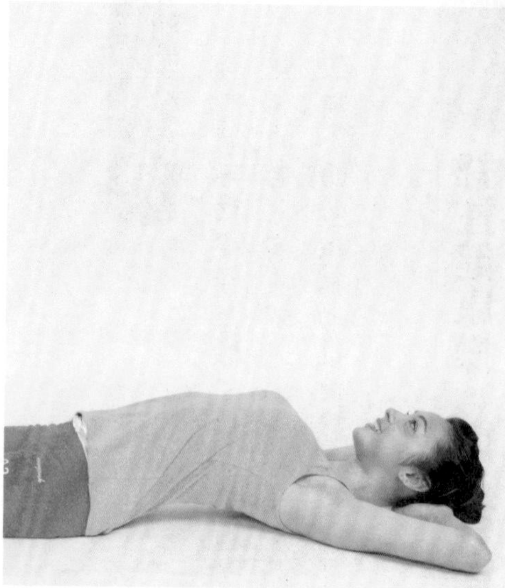

身體平躺，一手托頭後，另一手掌放在頸後，用2、3、4指與掌部用力捏拿後頸。手指觸及腫痛或隆突的椎關節時，可多拿捏幾次。

2

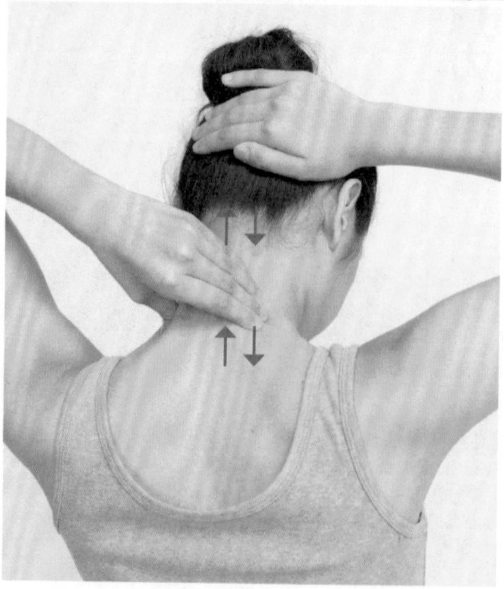

拿捏後頸時，從左右兩側由上而下，由下而上往復2～3遍，達到左右轉頸均感舒適為止。圖為模擬後頸的狀態，故站著拍，讓讀者能看得比較清楚。

仰臥挺胸

1

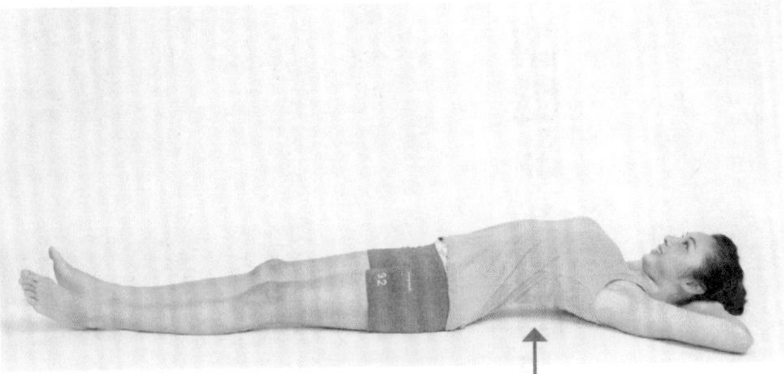

身體平躺，雙手重疊托後頸部，雙下肢伸直自然舒適，以頭、臀部做支點將背部抬起離床（同時吸氣）。

2

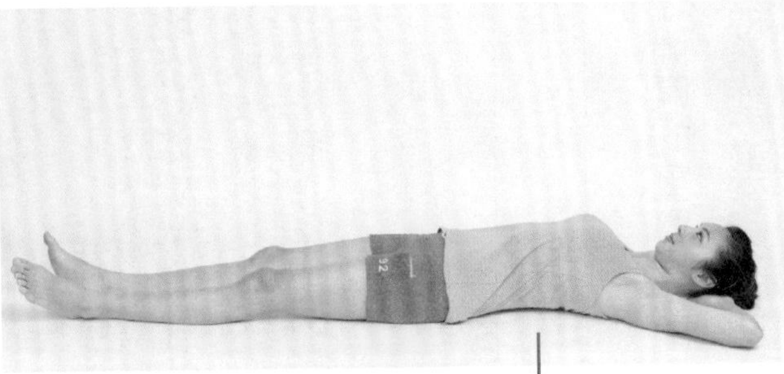

用力將背放回床上（同時呼氣）。動作要自然，可酌情做十至一百下。初練者每十下停一次，呼吸順暢後繼續練習。此法能提高脊柱穩定性，減少發病。

在家就可輕鬆做的腿部保健操

改善腿部痠軟無力，預防半身不遂

醫師小叮嚀

適當的提起腳跟走路，可鍛鍊屈肌，從經絡角度看，還有利於通暢三陰經。

侍親心得

俗話說：「樹老先老根，人老先老腿」。父母常常爬山、快走來鍛鍊腿部肌肉，但每逢下雨時，這些運動就沒辦法進行了。這時，父母就常宅在家裡長時間看電視。有什麼好方法能在家裡就能輕鬆進行腿部鍛鍊呢？

健康首選　讓腿部充滿活力的健康操

人的腿部肌肉是否結實是衡量一個人是否健康的重要指標。腿部有著許多關聯身體每一部位的重要穴位，因此腿部保健顯得非常重要。所以，老年人一定要保持定量和一定強度的腿部鍛鍊，讓腿部充滿活力，預防腿部衰老。

一到中年，身體衰老的速度就會逐漸加快，特別是腿表現得尤為明顯。我給父母推薦了一套腿部保健操，不管外面天氣如何，在家裡就可輕鬆完成。

◎◎◎乾洗腳

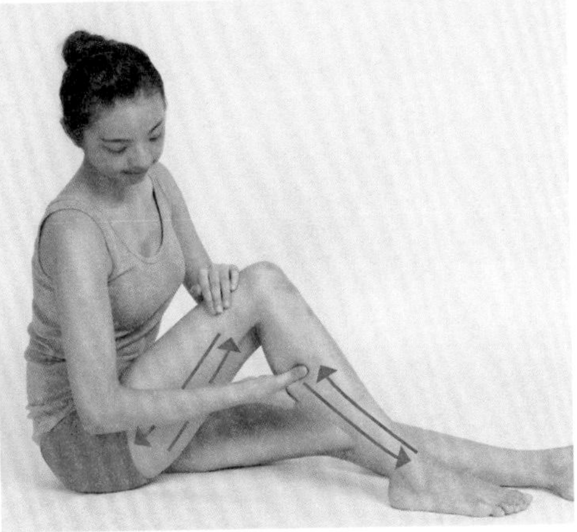

用雙手緊抱一側大腿根，稍用力從大腿根向下按摩直至足踝，再從足踝往回按摩至大腿根。用同樣的方法再按摩另一條腿，重複10～20遍。這樣可使關節靈活，腿肌力增強，也可預防小腿靜脈曲張、下肢水腫及肌肉萎縮等。

◎◎◎揉腿肚

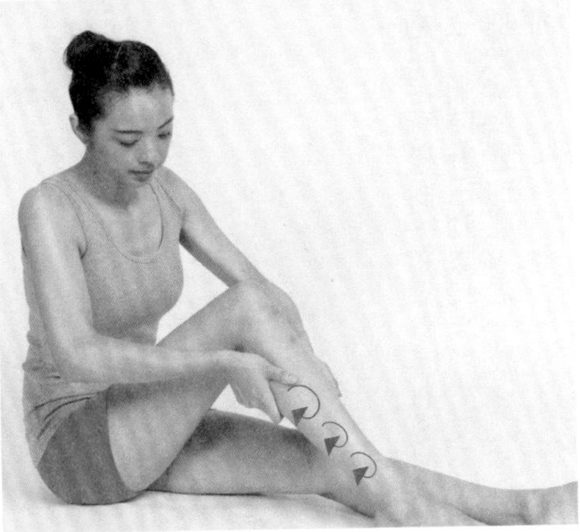

以兩手掌緊扶小腿，旋轉揉動，每次揉動20～30次，兩腿交換揉動6次。此法能疏通血脈、加強腿的力量，防止腿腳酸痛和乏力。

◎甩腿◎

手扶樹或扶牆先向前甩動小腿，使腳尖向前向上翹起，然後向後甩動，將腳尖用力向後，腳面繃直，腿亦伸直，兩條腿輪換甩動，每次甩80～100下為宜，此法可防半身不遂、下肢萎縮、小腿抽筋等症。

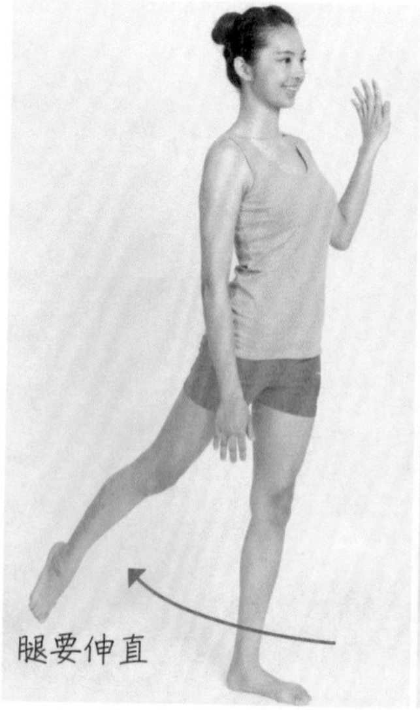

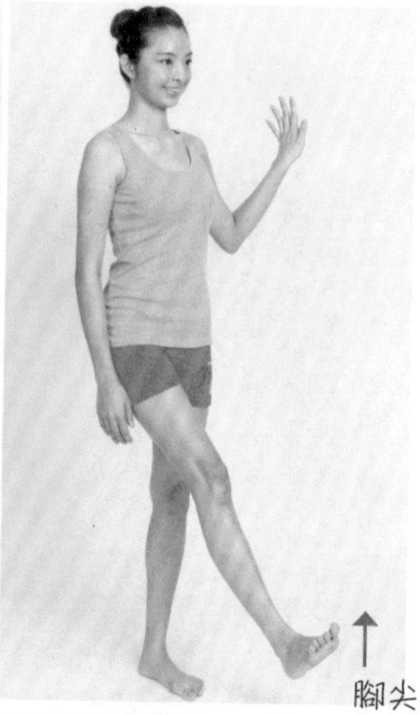

◎扭膝◎

兩足平行靠攏，屈膝微向下蹲，雙手放在膝蓋上，順時針扭動數10次，然後再逆時針扭動。此法能疏通血脈，治下肢乏力、膝關節疼痛等症。

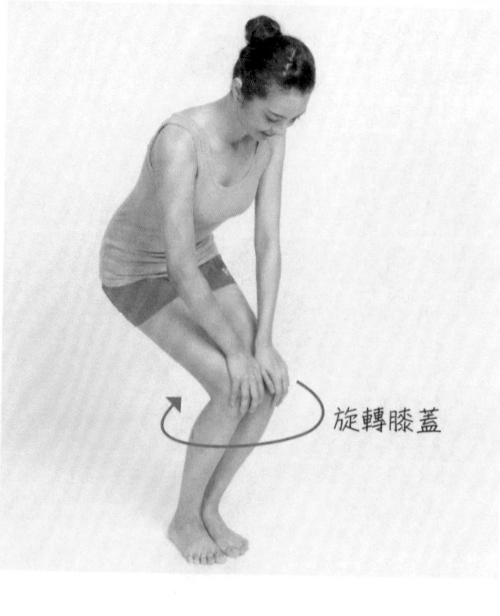

▼拉‧拉‧雙‧耳‧小動作，改善神經衰弱成效大

醫師小叮嚀

經常按摩耳朵，有健腦、強腎、聰耳、明目的功效，可治陽痿、胸悶、頭痛等病症。

侍親心得

有一些小動作，你可別小看它的作用，譬如拉耳朵。社區的李爺爺就有這麼一個好習慣，經常拉拉耳朵。每次經過社區健身園地去上班時，都見他在晨光中拉耳朵。李爺爺八十多歲了，髮已花白，但是，依然紅光滿面，精神抖擻。從醫學上來說，拉耳朵的功效的確很多。

健康首選　按摩耳朵，抗老化最簡單的方法

中醫五行學說認為，腎主藏精，開竅於耳，醫治腎臟疾病的穴位有很多在耳部。所以經常進行一些雙耳按摩，可達到健腎壯腰、養身延年的作用。於是，我建議父母有空時可以按摩耳朵。

「耳為宗脈之所聚」，十二經脈皆通於耳，所以人體某一臟腑和部位發生病變時，可通過經絡反映到耳廓相應點上。經常按摩耳朵能疏通經絡、運行氣血、調理臟腑而達到防病治病的目的。

◎◎◎◎◎提拉耳垂法

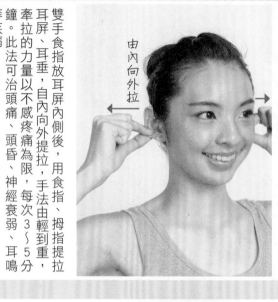

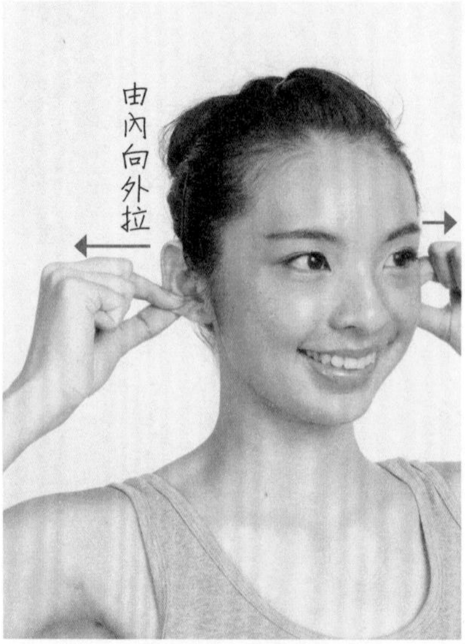

雙手食指放耳屏內側後，用食指、拇指提拉耳屏、耳垂，自內向外提拉，手法由輕到重，牽拉的力量以不感疼痛為限，每次3～5分鐘。此法可治頭痛、頭昏、神經衰弱、耳鳴等疾病。

◎◎◎◎◎手摩耳輪法

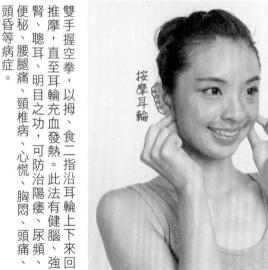

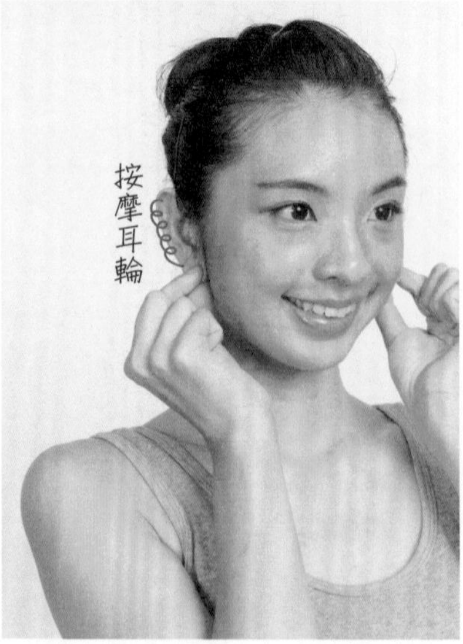

雙手握空拳，以拇、食二指沿耳輪上下來回推摩，直至耳輪充血發熱。此法有健腦、強腎、聰耳、明目之功，可防治陽痿、尿頻、便秘、腰腿痛、頸椎病、心慌、胸悶、頭痛、頭昏等病症。

◎雙手拉耳法

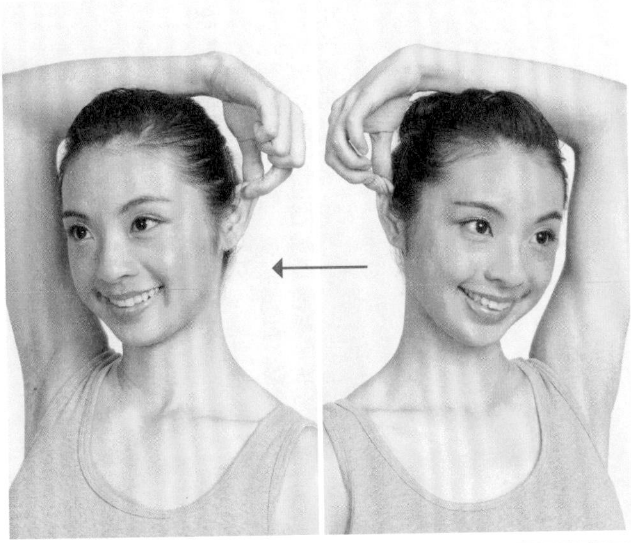

左手過頭頂向上牽拉右側耳朵數十次，然後右手牽拉左耳數十次。可促進頜下腺、舌下腺的分泌，減輕喉嚨疼痛，治療慢性咽炎。

◎全耳按摩法

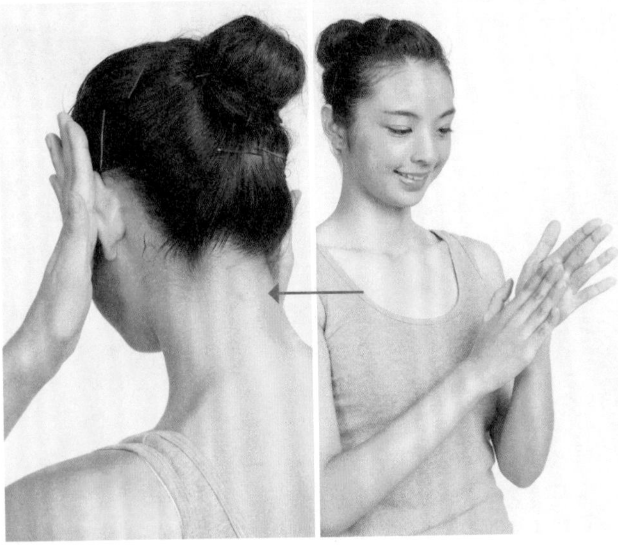

雙手掌心摩擦發熱後，向後按摩腹面（即耳正面），再向前反折按摩背面，反覆按摩5～6次。此法可疏通經絡，對腎臟及全身臟器均有保健作用。

◎提拉耳尖法◎

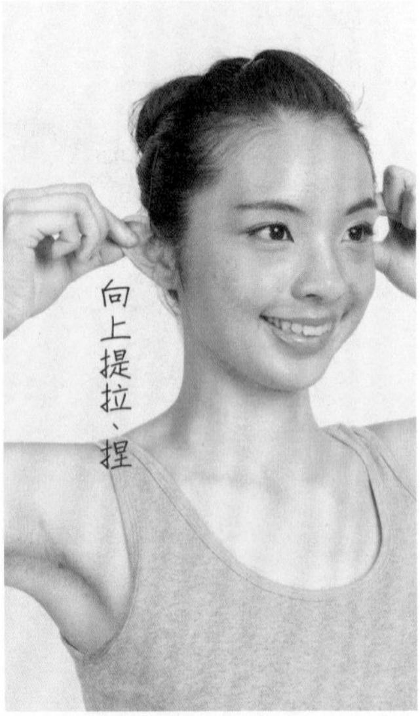

用雙手拇、食指夾捏耳廓尖端，向上提揪、揉、捏、摩擦15～20次，使局部發熱發紅。此法有鎮靜、止痛、清腦明目、退熱、抗過敏、養腎等功效，可防治高血壓、失眠、咽喉炎和皮膚病。

◎搓彈雙耳法◎

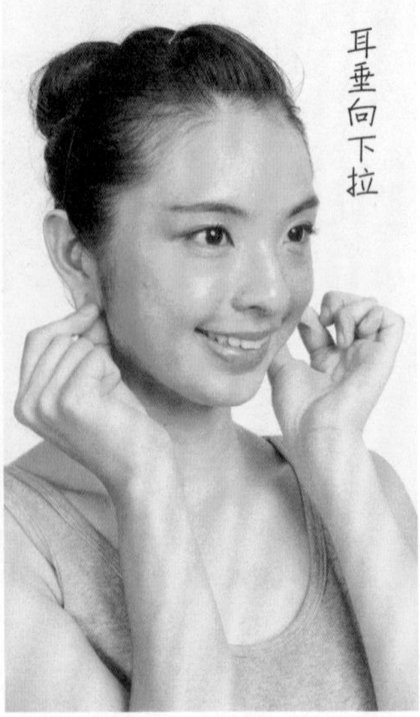

兩手分別輕捏雙耳的耳垂，再搓摩至發紅發熱。然後揪住耳垂往下拉，再放手讓耳垂彈回。每天兩三次，每次20下。此法可促進耳朵的血液循環，有健腎壯腰之功效。

肩關節最佳運動，3招改善肩周炎，馬上緩解疼痛

醫師小叮嚀

散步時用「鐘擺式」擺手臂方式，堅持一段時間，可以改善肩周炎等慢性疾病。

侍親心得

母親由於年輕時過度勞累，患上了肩周炎的毛病。三不五時肩周炎總會發作，這次手臂竟痛得不能抬舉。我要帶她去醫院復健，她說老毛病不需要去。於是我教了母親幾招在家緩解肩周炎的方法，母親連續做了幾天，疼痛緩解了許多。

健康首選 預防肩周炎最有效的方式

第一個方法是吊腕法。在肩周炎疼痛劇烈時，用三角巾將患側前臂懸吊起來，使患側肩關節保持自然下垂，肘關節屈曲，腕關節處於自然位置，以限制患側上肢的活動，待疼痛減輕後解除三角巾。

第二個是冰鎮法。利用市場上出售的冰袋，或塑膠袋裝入冰塊和適量鹽水，也可利用冰箱裡的冰凍物品，放置在患側肩關節疼痛部位，大約十分鐘左右，可以明顯減輕疼痛。

其實，肩周炎是一種慢性炎症，最主要的還是預防。

延伸閱讀 預防比治療重要！

預防肩周炎方法①：不能讓肩部受涼

肩部受涼是肩周炎的常見原因，由於寒冷濕氣侵襲機體，可引起肌肉組織和小血管收縮，組織的代謝減慢，從而產生較多的代謝產物，使肌肉組織受刺激而發生痙攣，久則引起肌細胞的纖維樣變性、肌肉收縮功能障礙而引發各種症狀。因此，在日常生活中注意防寒保暖，特別是避免肩部受涼，對於預防肩周炎十分重要。

預防肩周炎方法②：加強關節的活動量

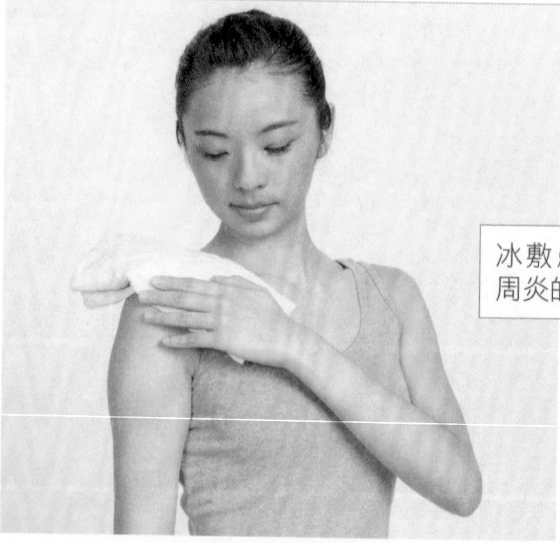

冰敷患部可以減輕肩周炎的疼痛。

肩周炎的復健非常關鍵，要注重關節的運動，可經常打太極拳或在家裡進行雙臂懸吊，使用拉力器、啞鈴運動或雙手擺動。但要注意運動量，以免造成肩關節及其周圍軟組織的損傷。

預防肩周炎方法③：疾病和手術都可能引起肩周炎

有些肩周炎是由其他疾病引發的，如糖尿病、頸椎病、肩部和上肢損傷、胸部外科手術以及神經系統疾病，患有上述疾病的老年人要密切觀察是否產生肩部疼痛症狀，關節活動範圍是否減小，並應進行肩關節的主動運動和被動運動，以保持肩關節的活動度。

預防肩周炎方法④：不痛的另一側肩膀也要小心

對於已經發生肩周炎的患者，除了要積極治療患側外，還應同時預防健側發病。有研究顯示，有40％的肩周炎患者患病5～7年後另一側也會發生肩周炎；約12％的患者會發生雙側肩周炎。所以，另一邊的也應提前預防，避免反覆發作。

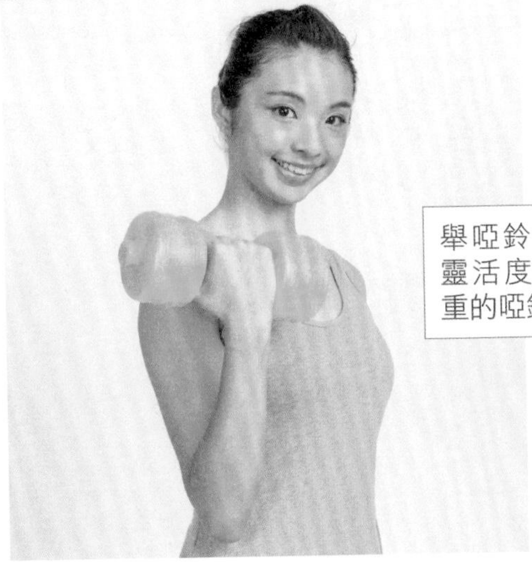

舉啞鈴可訓練關節的靈活度，但不宜舉太重的啞鈴。

4個簡單運動
讓血壓降下來，改善鬱悶心情

醫師小叮嚀

高血壓患者的運動應以有氧訓練為主，包括步行、慢跑、騎自行車、游泳和健康操等，但切記量力而為。

侍親心得

鄰居張伯伯經常來陪父親聊天，有一天談起他有高血壓，不知從哪裡聽說高血壓宜靜養不宜運動，於是他放棄了喜歡的乒乓球、登山等運動，常常在家裡靜養。可是，血壓沒降下來，體重倒一路飆升。同時，少了與朋友一起進行運動的張伯伯，沒有之前元氣滿滿的模樣，心情也變差，我覺得他的氣色也不是很好，介紹他一套適合高血壓患者的健康操，也建議他維持適度的運動。

健康首選

高血壓患者，不運動反而無法降血壓

其實，高血壓如果沒有到達危險的程度，多不需要在家靜養。而運動一直是預

防、治療和控制高血壓的基石，只是高血壓病人不宜做劇烈運動。像張伯伯這樣，完全放棄了運動，選擇在家靜養，反而不利於降低血壓。

於是我給張伯伯推薦了一套高血壓運動療法，可有效降低血壓，改善症狀。這套運動既可在戶外做，也適合在室內做，不會受天氣影響，簡單易行。張伯伯持續做這套運動，血壓降下來了，心情也舒暢了，常見他在社區裡和大家說說笑笑的。現在我把這套高血壓運動療法介紹給大家。

◎◎◎◎揉膝運動

1

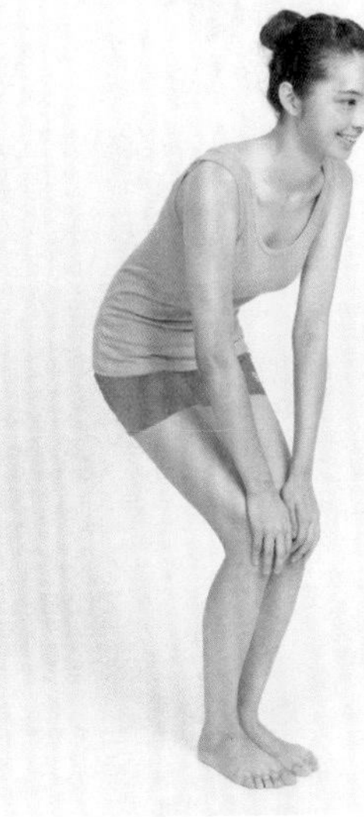

並腿站立，上身前屈，兩手按膝。

2

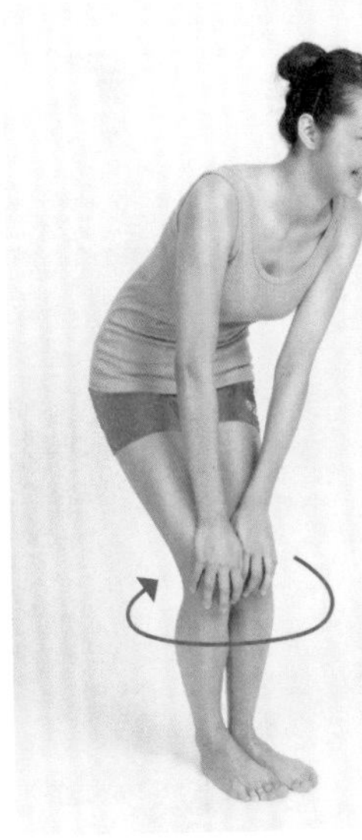

兩膝彎屈由右向前往左環繞一周，同時雙手同方向揉膝；然後反方向重複一次。左右各做10次。

◎◎◎◎鐘擺運動◎◎◎◎

1

兩足平行與肩同寬站立，兩臂自然下垂。吸氣時雙手掌朝後，兩臂肘關節伸直向後擺，同時挺胸，提起腳跟。

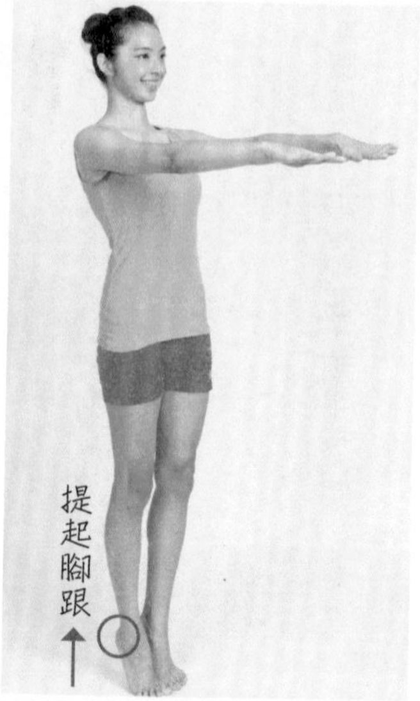

2

然後呼氣時兩手向內翻掌，手掌向前，兩臂放鬆向前擺。手放下同時落下雙足跟，此為一次。重複5～10次。

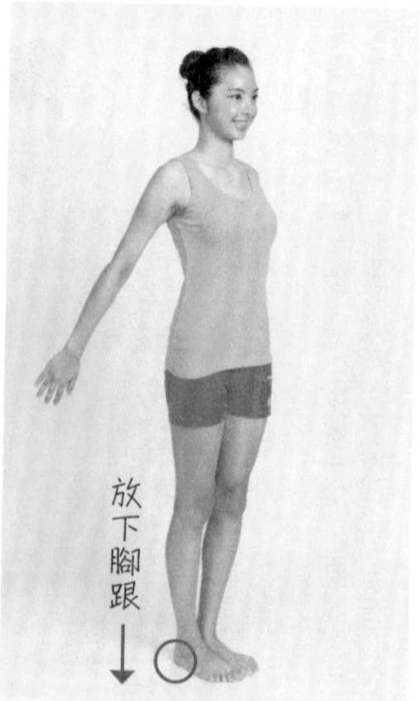

◎◎◎◎雙臂起落◎◎◎◎

1

分足與肩同寬站立，兩臂自然下垂。吸氣時兩肘、腕和手指伸直外展90度平舉。呼氣時兩前臂由手腕帶動向內側劃弧。

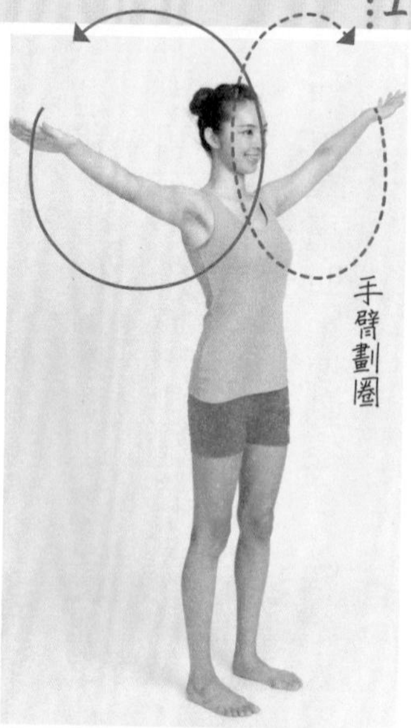

2

兩手經下頜兩側下落還原，同時兩膝稍屈曲再伸直。重複5～10次。

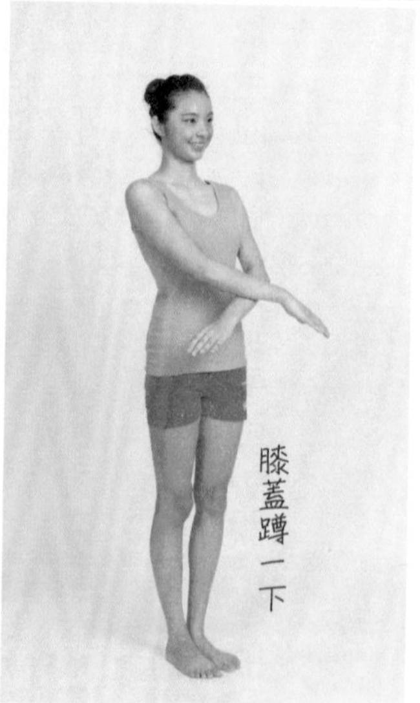

◎上抬足跟◎

1

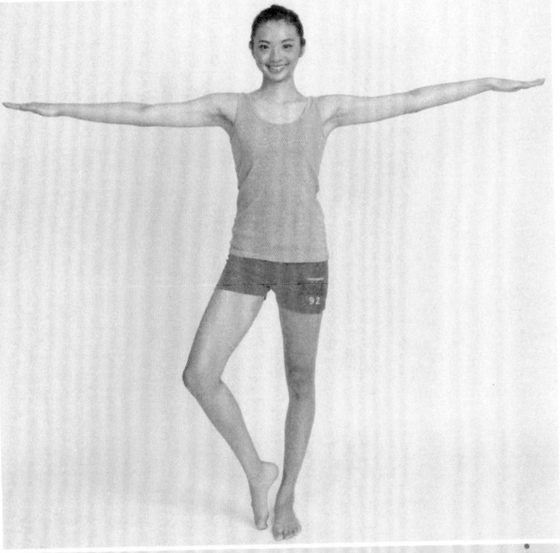

兩足併攏站立。吸氣時兩臂外展90度側平舉，同時左膝屈曲提起（繃緊足面）至足尖點地，足心向內。

2

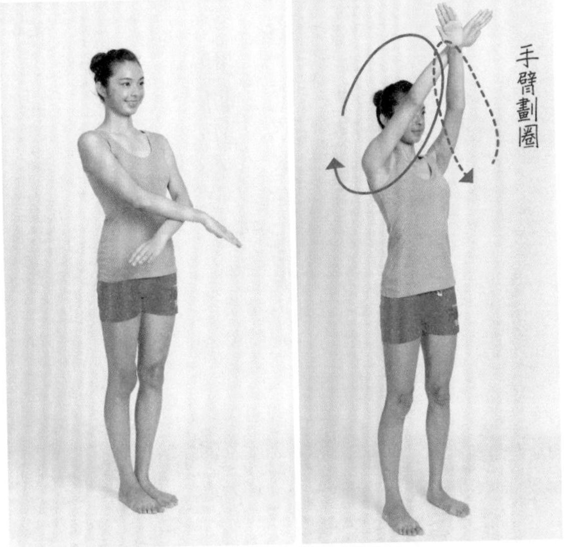

然後呼氣時兩臂下落，擺至兩臂彎曲胸前交叉，同時左腿伸直與右腿併攏成站立狀。換右腿做同樣動作。各重複6次。

其實對高血壓患者來說，除了運動預防外，家人的關愛是最大的安慰劑。如果家裡有高血壓的長輩，家屬應學會量血壓，以便更好的檢測病情。要為患者提供安靜的睡眠環境，使其保證充分的睡眠。避免讓其生氣憤怒而誘發血壓的升高，保持其輕鬆穩定的情緒。每日攝鹽低於6克。如果體重過於肥胖者還要限制其熱量和油脂類的攝入，避免其過度勞累，禁菸酒。

延伸閱讀　高血壓患者運動注意事項

①運動剛好就好，勿過量或太強太累，要採取循序漸進的方式來增加活動量，運動時心率應在最大及最小兩者之間。

②在夏天，選擇清晨或者黃昏進行運動較宜。

③穿舒適吸汗的衣服，應選棉質衣料，應穿運動鞋。

④選擇安全場所，如公園、學校，勿在巷道、馬路邊進行運動。

⑤進行運動時，切勿空腹，以免發生低血糖，應在飯後2小時進行運動。

運動的最大心率＝(200－年齡) ×84%
運動的最小心率＝(200－年齡) ×70%

修復身體第三步

好習慣！

9個關鍵習慣，為健康加分

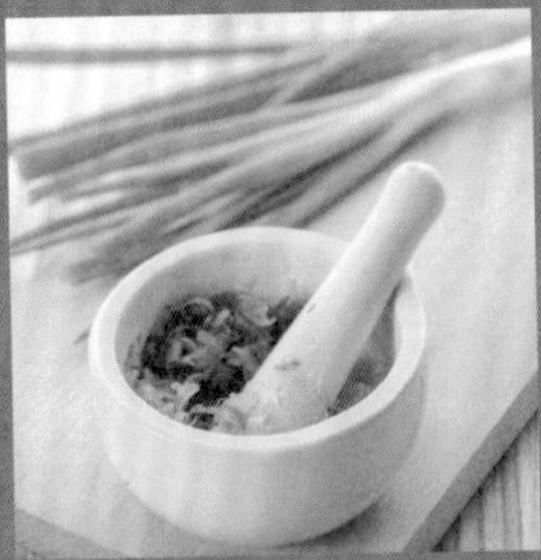
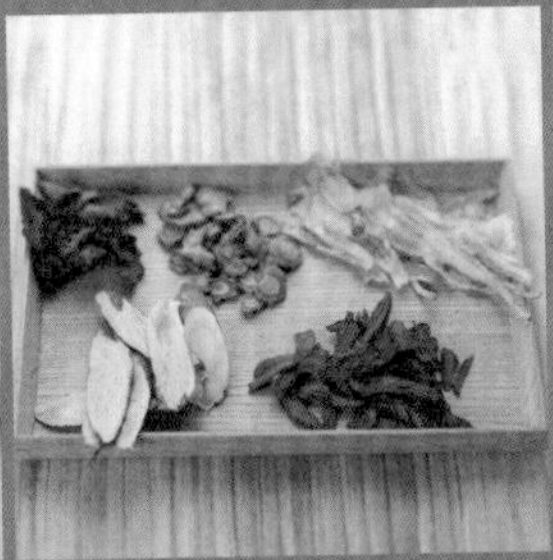
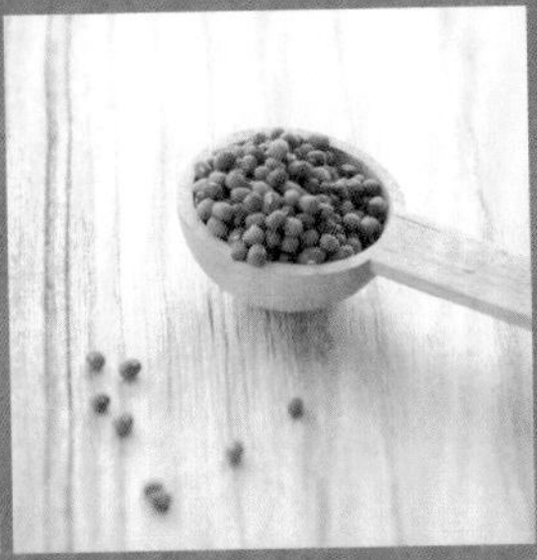

讀者書評：

「百善孝為先，感謝作者讓我知道了我為父母做的還不夠，我要盡力去完善，同時我也會把這本書介紹給我父母，讓他們懂得養生之道，能更好的照顧自己，讓我們一起加油！」

四季都能用的蔥汁小祕方，神奇遏止鼻過敏症狀

醫師小叮嚀

經常用雙手食指搓鼻梁的兩側，可以使鼻腔暢通，並可達到防治感冒和鼻炎的作用。

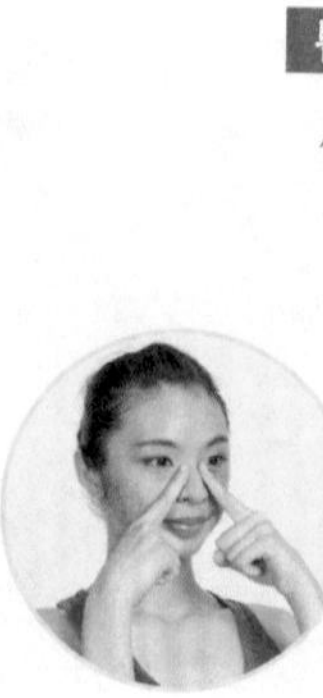

侍親心得

去年春天，全家人一同去郊外走走，誰知一回來後父親就噴嚏連天、鼻涕不止。我一看這症狀就知道，一定是父親外出時接觸了花粉等過敏源，過敏性鼻炎發作，馬上給父親一個實用的小偏方，將鼻炎症狀遏制在初期階段。

春季由於濕度較高，且空中懸浮物較多，一些致病微生物、花粉、粉塵、塵蟎等過敏源重新活躍起來，使過敏體質者出現鼻癢、鼻塞、流涕、頭痛頭昏等一系列症狀。而由於南方氣候潮濕，所以導致患鼻炎的人尤其多。

保健必看

蔥汁可殺菌鎮痛、通鼻竅，緩解鼻炎症狀

我給父親使用的方法是這樣的：將大蔥適量去皮洗淨後搗爛，取大蔥汁，每日用棉棒蘸少量塞於鼻孔內，保持數分鐘；失去刺激性後再換新棉棒。每次三十分鐘，每天三次。

蔥汁氣味辛香，有通鼻竅、殺菌鎮痛的作用，有助於鼻炎症狀的緩解，蔥汁的黏滑性還能對鼻中隔黏膜起到保護作用。

但需要注意的是，鼻炎的症狀與感冒很相似，一般人難以分辨，很容易忽視這種情況，待到發現症狀嚴重時再去就診，卻已經過了治療的最佳時期，治癒的難度也加大。所以，朋友們在出現反覆打噴嚏，卻沒有其他喉嚨、頭痛等症狀時，應該引起警惕，及時採取措施。春季是鼻炎的高發期，也是治療鼻炎的最佳時機，因此，不管是有鼻炎

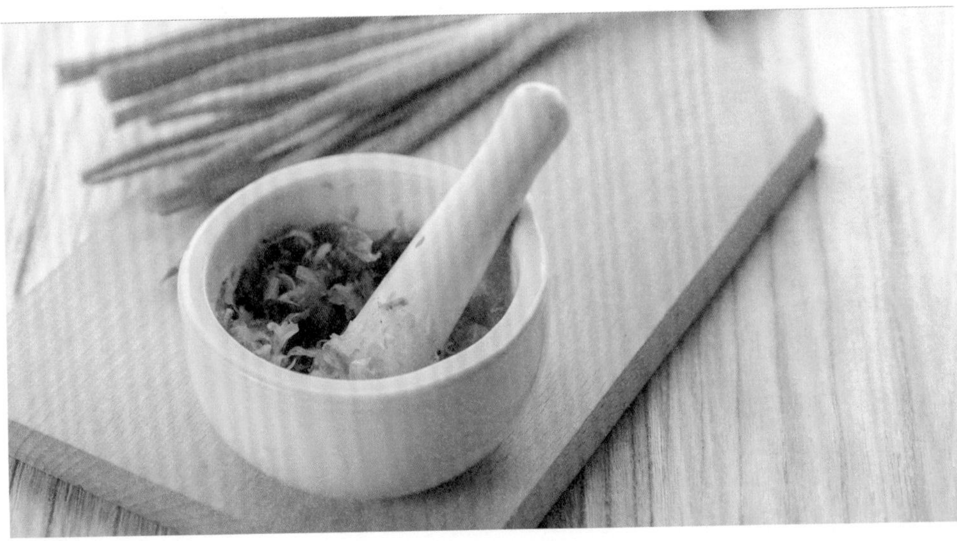

老毛病的人還是初患鼻炎的人，把握時機及時治療，是可以治癒鼻炎的。

延伸閱讀　乾隆御醫的治鼻炎妙方

乾隆年間，宮廷有個御醫叫黃元御，他善於治過敏性鼻炎，而他在診病時往往是根據患者的鼻涕狀況來開方子。

如果患者流的是清鼻涕，那就給開桔梗9克、元參9克、杏仁9克、橘皮9克、法半夏9克、茯苓9克、甘草6克、生薑9克。

如果患者流的是黃鼻涕，那就開五味子5克、生石膏9克、杏仁9克、法半夏9克、元參9克、茯苓9克、桔梗9克、生薑9克。

黃元御的方子相對比較安全，方子裡的藥物，除了半夏，剩下的都是食物，大家可以嘗試服用。一般三服見效，若無效果，則應停用；若見效，服用六服較為合適。孕婦不可服用，兒童用量減半。

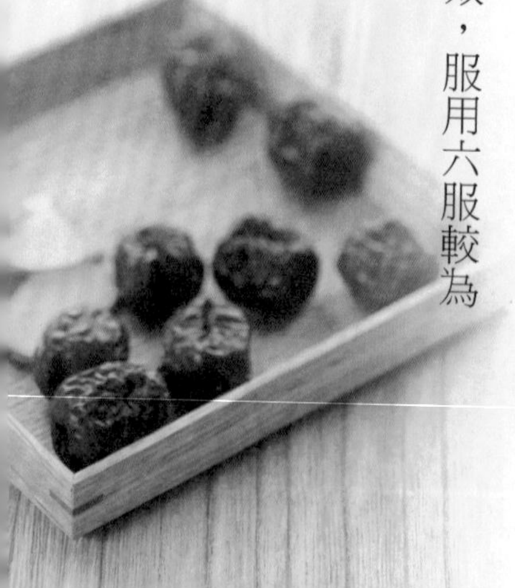

睡好子午覺，消除疲勞恢復精力，事半功倍

醫師小叮嚀

睡完午覺之後，應緩緩起床，然後洗把臉，動一動身體，再喝上一杯熱茶。

侍親心得

父母年紀大了，越來越容易感覺疲勞。夜間不易入睡，淩晨容易早醒。即使晚上睡眠好，白天也容易疲勞，常有打瞌睡的現象。

根據父母這種情況，我建議他們在中午稍稍休息一下。確實，午睡是白天最好的休息方式，可防止過度疲勞，有利於身心健康。但有一次，母親在陽臺上的籐椅上睡著，不小心就感冒了，因此，老年人午睡也需要注意。

保健必看

午睡是健康長壽的金鑰

老年人由於大腦皮質的抑制減弱，因而每天需要的實際睡眠時間比中、青年

人要相對少些，但是精力恢復得較慢。

根據醫學研究，人的精力在早晨起床後到上午10點左右最為充沛，以後逐漸下降。午睡後，精力又開始回升，就像充過電。有關資料證明，健康長壽的人大都有午睡的良好習慣。

但是，午睡也有一些注意事項，詳細瞭解這些要點，可有效防止意外。

母親午餐後有時立即就睡，殊不知餐後大量的血液流向胃，血壓下降，大腦供氧及營養明顯下降，易引起大腦供血不足。因此，我建議她飯後休息十幾分鐘再午睡為宜。

有時父母嫌脫衣上床午睡麻煩，靠在沙發上就睡著了，這樣會減少頭部供血，使人醒後出現頭昏、眼花、乏力等一系列大腦缺血缺氧的症狀。有的人喜歡用手當枕頭，趴在桌上午休息，這樣會使眼球受壓，久而久之易誘發眼疾。

另外，趴在桌上會壓迫胸部，影響呼吸，也影響血液循環和神經傳導，使雙臂、雙手發麻、刺痛。

人在睡眠中體溫調節中樞功能減退，特別容易著涼。因此，午睡不能隨便在走廊下、樹蔭下、草地上、水泥地面上就地躺下就睡，也不要在穿堂風或風口處午睡。

儘量脫衣蓋被，注意免受風寒。

父親有時特別貪睡，一睡就是一下午，其實午睡時間不宜過長，我建議他以半小時至一小時為宜，睡多了由於進入深睡眠，醒來後會感到很不舒服，而且會影響夜間的睡眠品質。

我還建議父母睡醒後可以輕度活動一下。**午睡後要慢慢起身，再喝一杯水，以補充血容量，稀釋血液黏稠度。**不要馬上從事複雜和危險的工作，因初醒時人常產生恍惚感。

實驗證明，人的睡眠節律除了夜間的睡眠高峰外，下午一點前後也有一個睡眠高峰。這是人體生物鐘運行規律所決定的。因此，人必須睡好「子午覺」。「子」指子時（23點到1點），「午」指午時（11點到13點）。這兩個時辰內睡好，對消除疲勞、恢復精力有事半功倍之效。

睡前泡腳，加速血液循環，幫助全身排毒、抗老化

醫師小叮嚀

在冬季，老人早上起來泡泡腳不但能通經活絡、延年益壽，還能提神醒腦。

侍親心得

「樹枯根先衰，人老足先老。」養生就要從保養腳開始，尤其是冬天，泡腳是必不可少的養生絕招。父母在冬天時有一個很好的習慣，那就是每晚堅持泡腳。母親覺得泡腳之後特別舒服，泡了之後身體也暖和，也比較能熟睡。

妻子聽說用木桶泡腳效果更好，特地去幫父母買了一個香柏木木桶，專門用來泡腳。母親說香柏木木桶有種天然的香味，很好聞，而且沒有靜電，泡中藥還有助於藥效的發揮，直誇妻子貼心。那麼，泡腳到底有什麼好處呢？

保健必看

泡腳能刺激穴位，養腎護肝效果好

父母常在睡覺前泡腳，特別是冬天，泡完腳，捏捏足心，按按摩，全身微熱，很舒服。確實，用熱水泡腳可以使體溫升高，促進末梢血管的血流更加順暢，並減輕心臟的負擔。其實，泡腳的好處還不只這一點。

從中醫角度看，腳上有反射區和眾多穴位，當人們用熱水泡腳時，就會刺激穴位和反射區，促進腳部乃至全身的血液循環，從而加快身體的新陳代謝，達到調解全身的作用。例如，我們熟悉的湧泉穴和太衝穴受到溫熱的刺激後，就能有養腎護肝的作用。如果刺激腳底的大腸反射區，還有通便的功效。此外，泡腳使血液循環加快，讓人出汗，不僅能解除疲勞，還能使某些毒素隨著汗液排出。

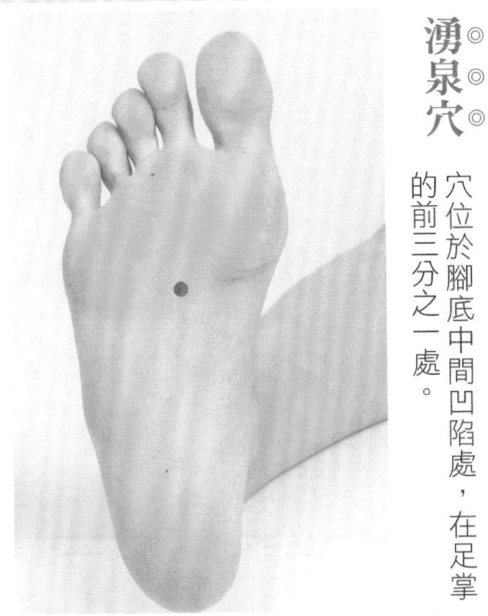

◎湧泉穴◎

穴位於腳底中間凹陷處，在足掌的前三分之一處。

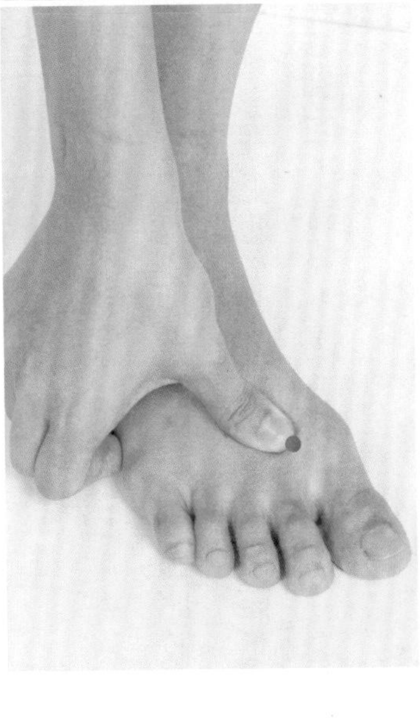

◎太衝穴◎

位於位足背側，第一、二蹠骨結合部之前凹陷處。

當然，泡腳也不是用水一「泡」了事，它是有訣竅的。

第一，保持泡腳水的溫度略高於人體體溫即可，不要超過38～40攝氏度左右。

第二，對老年人而言，一般泡二十～三十分鐘為宜，但低血壓、身體比較虛弱的老人，每天泡二十分鐘就夠了，以防時間過長引起血管擴張，導致血壓降低。

第三，泡腳水不能太淺，至少要水要淹過腳面，當然，連小腿一起泡，效果會更好。泡完後晾乾五分鐘。

如果在泡腳時適當地加以按摩，效果會更好。如果不會按摩穴位也不要緊，只要兩腳互相搓動，用手搓洗也是一樣的效果。

冬季泡腳是很舒服很享受的一件事情，但是很多人卻喜歡泡完腳之後匆匆用毛巾擦乾，然後就鑽進被窩或者穿上棉拖鞋，這樣腳趾之間長時間不透氣，很容易滋生細菌，引發腳氣或者足癬。所以用毛巾擦乾腳上的水後，還應該晾5分鐘，這樣才能徹底乾透，避免細菌滋生。

泡腳後要做好保濕護理，老年人皮膚油脂分泌減少，每天泡腳也會流失水分和油脂，容易引起足跟皸裂，所以每次泡腳後一定要塗抹橄欖油或凡士林軟膏，預防乾裂。

延伸閱讀　足浴中藥配方

◎胃炎的足浴配方◎◎◎◎◎◎

黨參40克，白術20克，蒼術30克。加水一千ＣＣ，煎煮沸騰，待溫熱後，泡洗雙腳30分鐘，每日1次，10天一療程。

◎便秘的足浴配方◎◎◎◎◎

在每晚睡覺前，用花椒、薑、鹽、醋、小茴香等泡腳並按摩，對功能性便秘有較好的防治效果。

◎皮膚乾燥、龜裂的足浴配方◎◎◎◎◎◎

用陳皮30克、蔥白15克煎煮泡腳。

◎中老年腰腿痛的足浴配方◎◎◎◎◎◎

防風、金毛狗脊、丹參、黃耆、當歸，各30克，加水煎煮，待溫熱後，泡洗雙腳，泡洗雙腳30分鐘，每日1次，10天一療程。可益肝腎、補氣血、祛風濕、通經絡，適用於中老年的肝腎虛損，氣血不足、腰腿疼痛。

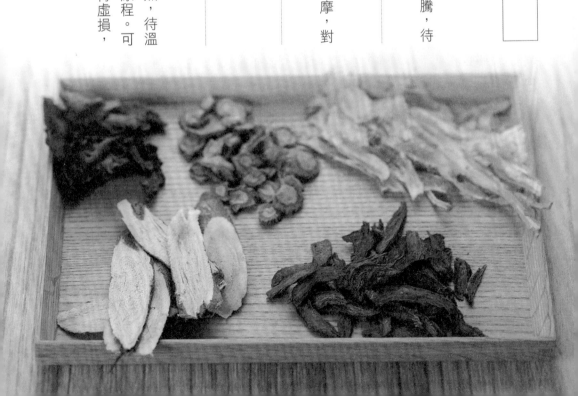

高血壓患者的枕頭不宜太高

醫師小叮嚀

高血壓患者的枕頭不宜太高，一般高15公分為宜，而且最好不要趴睡。

侍親心得

岳母這陣子精神不振，我們還以為她生什麼病了，準備勸她去醫院看看。她說是因為這陣子老是做惡夢，導致睡眠品質很差，且發現血壓也有些升高。在排除了沒吃藥或有其他症狀後，我覺得可能和她的睡姿有關係，一問果然如此。小姨子不久前給岳母大人買了個新枕頭，說是有很好的保健效果，還可以改善睡眠。我拿起枕頭一看，不由得哭笑不得：這枕頭再有保健效果，但如果睡這麼高，而且趴睡，不難受才怪。

保健必看　睡姿影響健康，心臟病患者最好側睡

我向岳母解釋，患有高血壓的老年人，枕頭不宜睡得過高，這可使腦血灌注

不足，大腦會因為缺氧、缺血而加重病情。老年人最好別趴睡，這樣很容易加重高血壓及誘發惡夢。

最好採用平臥或側臥，選擇高度合適的枕頭（一般高15公分為宜），因為高血壓往往伴有腦血管硬化，枕頭過低過高都容易加重病情。

其實，睡姿不但會影響到睡眠品質，而且還與某些疾病的防治有著直接關係。對於中老年人來說，瞭解各種睡姿的利弊尤為重要。

患有心臟病的人，最好採用右側臥位，以使較多的血液流向右側；床最好以10～15度的角度傾斜，上半身高，下半身低，使下腔靜脈回流的血液減少，有利於心臟休息。若已有心衰，則宜半臥位，以減輕呼吸困難。切忌左側臥或俯臥。

患有腦血栓的人，採用仰臥睡眠較好。側臥可加重患者的血流障礙，特別是頸部血流速度減慢，容易在動脈內膜損傷處逐漸聚集而形成血栓，不利於腦循環，影響疾病康復。

因此，老年人不宜睡左側臥位和俯臥位，最好睡仰臥位和右側臥位。而易打鼾和有胃炎、消化不良和胃下垂的人最好選擇右側臥位。

延伸閱讀　老年人睡覺腿抽筋四招救急

方法① 保持情緒鎮定，反臥為坐，抽筋的腳儘量伸直，並將抽筋的腳趾向抽筋的反方向扳起，堅持數分鐘。

方法② 在痙攣的肌肉上塗抹消炎止痛藥膏，並對小腿肌肉進行揉搓和按摩，使肌肉痙攣得到一定緩解。

方法③ 按壓患肢的委中穴、足三里、陽陵泉、承山穴等穴位，以揉筋緩急，活血通絡，解痙止痛。

腳抽筋時可立即按這些穴位！

◎委中穴◎

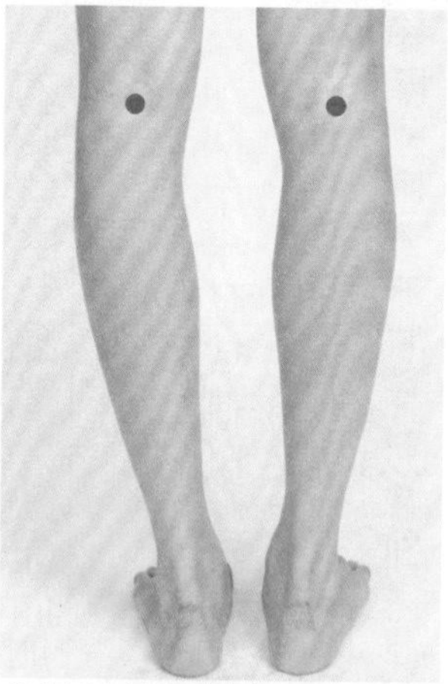

位於膝蓋裡側中央，治療小腿抽筋、脖子酸痛、臀部疼痛、膝蓋疼痛。

◎承山穴◎

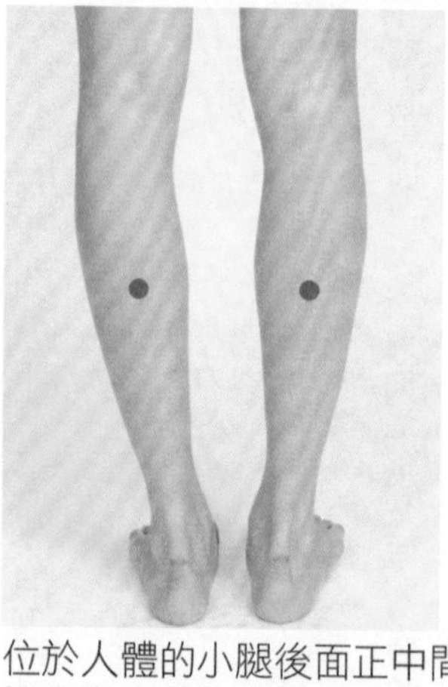

位於人體的小腿後面正中間，該穴為人體足太陽膀胱經上的重要穴道之一，為治療小腿痙攣，腿部轉筋的常用效穴。

足三里

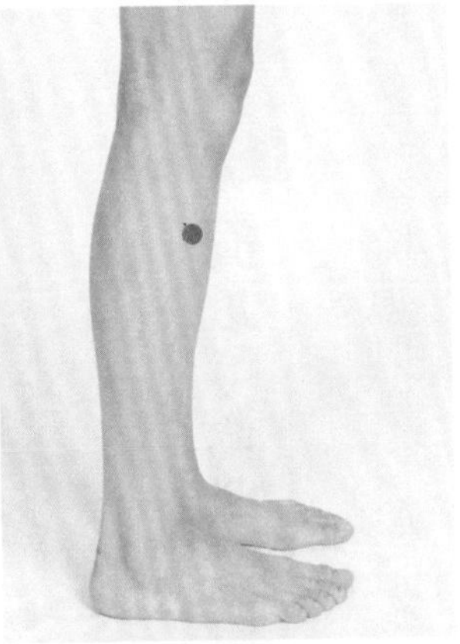

位於外膝眼下 3 寸，距脛骨前脊 1 橫指，當脛骨前肌上。是抗衰老的有效穴位，經常按摩該穴，對於抗衰老延年益壽大有裨益。

陽陵泉

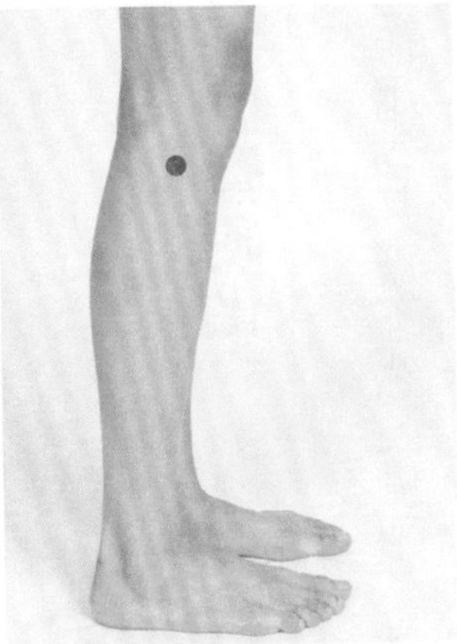

位於小腿外側，當腓骨頭前下方凹陷處。是治療筋病的要穴，特別是下肢筋病，臨床較為常用。具有舒筋和壯筋的作用。

方法④

用熱水袋或熱毛巾敷在患肢小腿後側的肌肉，可以改善局部血液循環，以促進代謝產物排泄。

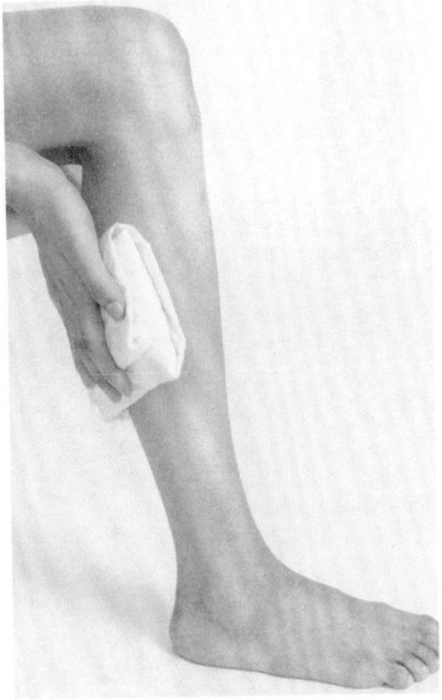

每天梳一梳頭
增進頭部血液循環，預防腦中風

醫師小叮嚀

頭皮有損傷、潰瘍者禁用梳頭療法。梳頭時要用力均勻、力度適中，不要讓梳齒劃破頭皮。

侍親心得

鄰居張奶奶六十多歲了，有一頭烏黑亮麗的頭髮，髮質非常好。她有個很好的習慣，那就是經常梳頭髮，口袋裡時常備有一把牛角梳。張奶奶說她有時出外忘了帶梳子，也會記得用手理理頭髮，力度適中，讓頭皮有熱、麻、脹的感覺。母親開玩笑的說，張奶奶太愛漂亮。其實，梳頭確實有很多好處。

保健必看 梳頭可調理臟腑，預防動脈血管硬化

母親認為梳頭只是整理頭髮，有美容的作用。其實不然，梳頭，是我國傳統特色療法之一，不僅可以養髮烏髮，而且對自我保健大有益處，尤其是對腦中風有

很好的預防作用，俗話說，「每日梳頭五分鐘，可預防腦中風」。

腦中風是一種突然發病的腦血液循環障礙性疾病，是危害中老年人健康的難治性疾病。梳頭療法利用梳子刺激頭部穴位和臟腑相對應於頭部的反射區，有疏通經絡、宣通氣血、調理臟腑的作用，可促進頭部血液循環、增強血管彈性，能夠預防腦動脈狹窄、閉塞或破裂而造成急性腦血液循環障礙所致的中風。

梳頭必然要用到梳子，而梳子的材質豐富多樣，為父母選擇什麼樣的梳子呢？梳頭療法宜選用傳統的純自然梳子，如棗木梳、黃楊木梳、牛角梳等。棗木梳能疏通脈絡、活血化瘀、清腦提神；黃楊木梳能夠清熱、利濕、解毒、抑制真菌；牛角梳能夠清熱解毒、促進血液循環。這三種梳子都有很好的保健作用。注意不要選擇塑膠梳子，因為塑膠製品與頭部接觸摩擦時會產生靜電反應，對頭部產生不良刺激。

延伸閱讀　試一試！讓你神清氣爽的梳頭療法

①梳頭兩側要快要用力！

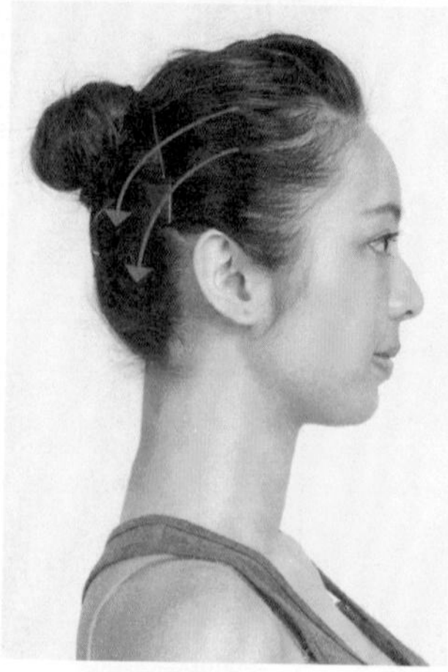

方法

梳齒分別深入頭部兩側的下鬢角處，沿耳上髮際向後至頸後髮際處，做短距離的梳理，每次1分鐘。

注意

梳理時按壓力度要大、速度要快

功效

此手法能夠迅速祛除病邪、清利頭目、恢復人體機能。

②梳頭後部要發熱！

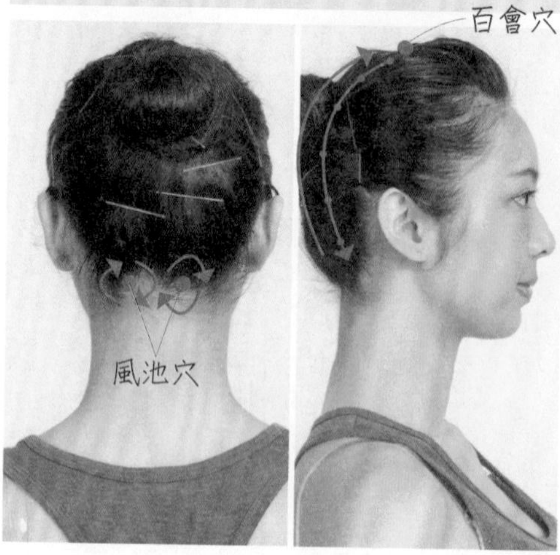

方法

①從百會穴向頭後至頸部後髮際處，從上到下，從下往上，從左至右依次、反覆用梳背按壓，以前臂連同腕關節做環形有節律地按摩，按壓力度適中，以局部發熱為宜，每次1分鐘。

②然後用梳齒緊壓頭後風池穴（在頸後側大筋的兩旁與耳垂平行處），著力點不移動，進行上下迴旋揉動，按壓力度要深入皮下組織，以發熱為度，每次按揉1分鐘。

③梳頭頂部要輕要慢！

功效

此法可益氣壯陽、疏通血脈、增強腦血管彈性。

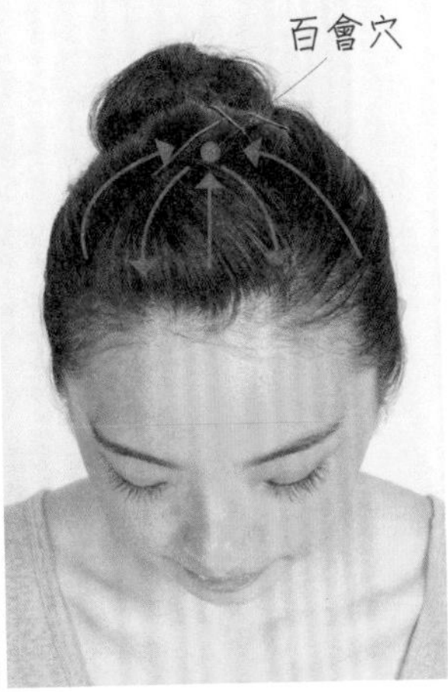

百會穴圖

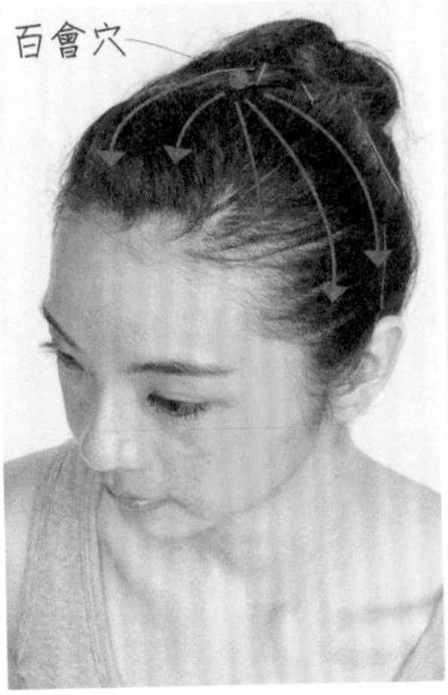

百會穴放射狀

方法

①用梳齒以頭頂百會穴（兩耳尖直上連線的中點）為界，向前額髮際處或從前額髮際處向百會穴，自上而下或自下而上，由左至右或從右向左反覆梳理1分鐘。

②然後以百會穴為中心向四周呈放射狀，由上到下、前後、左右做長短不等的線條狀梳理，每次1分鐘。

注意

梳理時按壓力度要小、速度要慢。

功效

此手法能激發人體陽氣、活血化瘀，增加腦部血液供應，有助於降低血壓，預防腦出血。

每天熱敷眼部一分鐘，幫助視力不老化

醫師小叮嚀

老年人看書所需照明是年輕人的3倍，因此建議老年人看書報時，燈泡最好不低於60瓦。

侍親心得

鄰居劉奶奶以前視力一直不錯，穿針引線不在話下。可是近半年來，視力逐步下降，穿針越來越吃力，看東西也有些變形了。劉奶奶以為年齡大了機體老化，器官功能衰退，視力不如以前是很自然的事。我建議她到醫院檢查一下。經診斷後，劉奶奶患了黃斑病變。

保健必看

熱敷一分鐘，消除眼部疲勞

老年性黃斑病變是引起中老年人失明的「殺手」。黃斑，是眼球內視網膜的一個特殊區域，負責掌管精確視力、色覺和光適應等功能。由於它長期被光線照射，長期的積累會使黃斑的感官細胞等有變性，而影響視覺功能。這種情況，如果不及

時治療，是很可能致盲的。因此，對於老年人來說，正確認識眼病，每年定期進行眼科檢查是很重要的。

當然，我們在日常生活中也可以進行護目。我告訴父母每天早上洗臉時，將毛巾浸在熱水裡擰的不要過乾，立即折起趁熱蓋在額頭和雙眼部，頭稍仰望，眼睛暫時輕閉，約一分多鐘，溫度降低拿開後再洗臉。熱毛巾敷眼睛可以促進眼部局部的血液循環，是消除眼睛疲勞的一種好方法。長期堅持下來，父母視力一直不錯。

延伸閱讀

四招視力不老化

第一招 多看遠處

室內活動較多的人，要多做些戶外活動，有規律地運轉眼球和平視遠處的山峰、樓頂、塔尖、河流等景物。可調節眼肌和晶狀體，減輕眼睛的疲勞，改善視力。

第二招 用毛巾熱敷

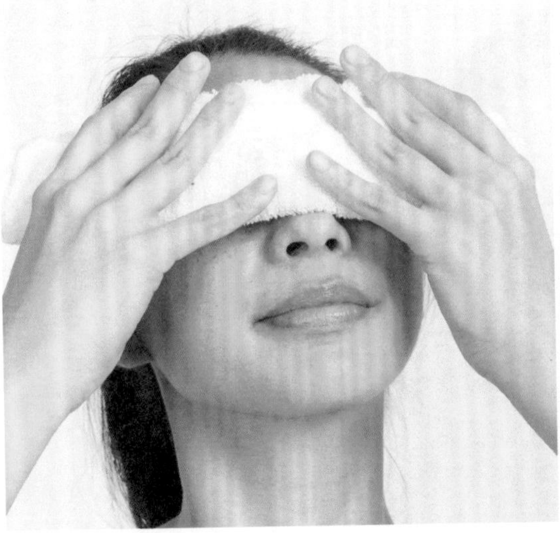

熱敷眼睛不僅有放鬆減壓的效果，可促進眼部的血液循環。

用眼不要過度，不要久看電視及書報，避免在暗光或日光下看書，以免損傷視力。眼睛疲勞時可用熱毛巾敷雙眼，以防止眼疾和消除眼肌疲勞。

第三招 補充微量元素

注意食物的選擇和搭配，多吃些含維生素及微量元素豐富的食物，如魚類、豆類、各種新鮮蔬菜、水果、牡蠣、蚌、瘦豬肉、雞肉、蛋類和食用菌類。口服一些如枸杞、貞子、麥冬及魚肝油丸，也有明目作用。

第四招 按摩眼周穴位

兩手掌快搓後按撫雙目，可改善眼部的血液循環，消除眼睛的疲勞。恰當地按摩眼睛和周圍的穴位，定時做操，可預防視力下降。但按摩不可過度用力，以免引起眼壓增高或眼底出血。

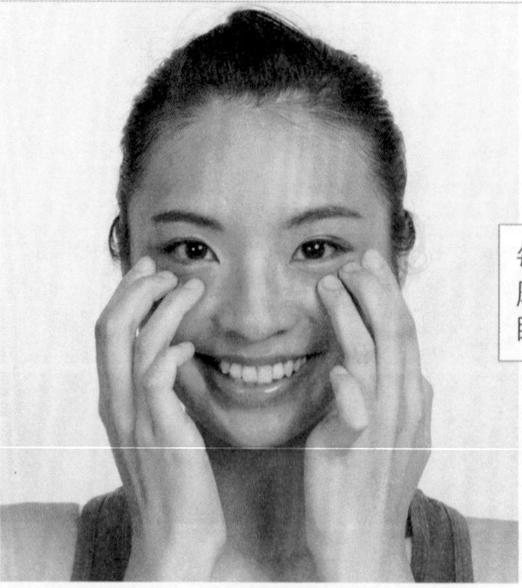

每天有空時就輕輕按摩眼周的穴位，改善眼部疲勞的狀況。

散步、健走，改善慢性關節炎、鍛鍊心肺功能

醫師小叮嚀

散步時不要把手放在背後交叉，這樣無法活動到身體的各部位，不利於放鬆身體。

侍親心得

每天吃過晚飯，妻子和我都喜歡陪著父母在社區裡散散步，跟熟識的鄰居聊聊家常事，心情悠閒、自在。或者到附近的學校操場快走，無論是快走或散步有很多的好處，一家人常常一起散散步，吐吐工作上或生活上的苦水，可以使家庭關係更加融洽，也能讓父母正在老化的身體、大腦變靈活。

有些老人家常整天待在家裡足不出戶，其實這樣很容易悶出病來，我在看門診時，都會要求病人家屬，多陪父母去散個步，不僅可以活動筋骨，在運動時釋放的腦內啡，可以讓人感覺更快樂。

保健必看

五種適合銀髮族的散法步

父母隨著年紀增大，各種慢性疾病也逐漸增加了。這種情況下，父母無論是在大腦的反應能力、肌肉和骨骼的支撐能力，還是在身體的協調能力等方面，都大不如前。散步對於健康非常有益，特別是對於老年人，但散步也要有所講究，我告訴大家幾種不同的老年散步方法。

·普通散步法：速度以每分鐘60～90步為宜，每次20～30分鐘。適合患冠心病、高血壓、腦出血後遺症、呼吸系統疾病的老年人。

·快速散步法：散步時昂首挺胸、闊步向前，每分鐘走90～120步，每次30～40分鐘。適合慢性關節炎、胃腸道疾病恢復期的老年患者。

·擺臂散步法：散步時，兩臂隨步伐節奏做較大幅度擺動，每分鐘60～90步。可增強骨關節和胸腔功能，防治肩周炎、肺氣腫、胸悶及老年慢性支氣管炎。

·倒退散步法：散步時雙手叉腰，兩膝挺直。先向後

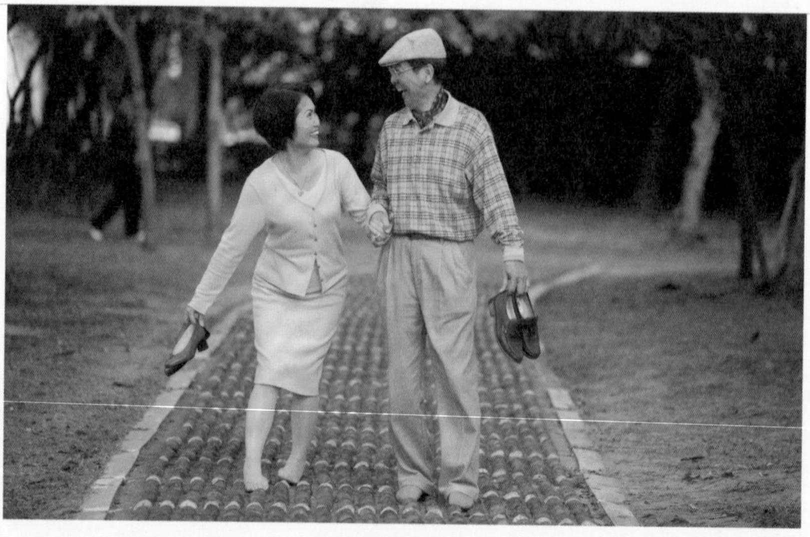

退、再向前走各一百步，如此反覆多遍，以不覺疲勞為宜。可防治老年人腰腿痛、胃腸功能紊亂等症。

・定量散步法：即按照特定的線路、速度和時間，走完規定的路程。散步時，以平坦路面和爬坡攀高交替進行，做到快慢結合。對訓練心肺功能大有益處。

另外，為了保持身體平衡，體弱的老人在散步時最好拄個拐杖，拐杖的高度要與手的位置相符，拐杖的底部和把手都要防滑，注意不要把雨傘當成拐杖使用。

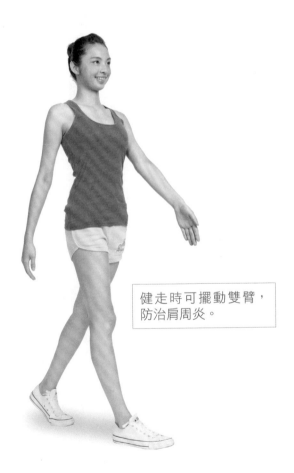

健走時可擺動雙臂，防治肩周炎。

消暑搖扇子，活化腦血管，預防熱中風

醫師小叮嚀

利用快速降溫、冰鎮的方法阻止皮膚發汗，像吹冷氣、喝冰水等反而會讓人因為無法散熱而中暑，甚至影響血液循環、重創人體陽氣。

侍親心得

炎炎夏日，熱浪撲面而來。家人貪圖涼快都喜歡長時間開著空調，因此母親還感冒了好幾次。

下班回家，我特意跑去小攤子給父母一人買了一把大蒲扇。看著我拿著兩把大蒲扇，家人覺得奇怪，還笑我是活濟公。妹妹說，現在幾乎家家備有電扇或空調，還買蒲扇幹嘛呢？其實他們不知道蒲扇可好用得很呢。

保健必看　搖扇子預防肩周炎簡單又有效

其實，夏天中暑的患者很少，常見的多是感冒的患者。很多人初次聽到都會

不了解，明明夏天很炎熱，怎麼反而會著涼？事實上，正是因為夏天天氣炎熱，所以人們都喜歡吃冷的食物或者冷飲來降溫，或者長時間使用風扇、空調，或者冷水洗浴，或者長時間在室外乘涼。這樣，很容易造成著涼，也就是寒邪侵襲。

而對老年人來說，經常手搖扇子，不僅可以消暑，還有健身防病的作用。下面我來說說搖扇子的功效。

搖扇子可以搖掉肩周炎，因為搖扇子是一種需要手指、腕和局部關節肌肉協調配合的上肢運動，在天熱的時候經常搖扇，正是對上肢關節肌肉的訓練，可以促進肌肉的血液循環。

搖扇子還可以搖走憂鬱的心情，有研究證明，人的情緒、心境和行為與季節變化有關。在炎熱的夏季，用手搖扇可以怡情逸性。

搖扇子還可以避免中暑，中暑與使用空調不當關係很大。老年人在熱天應特別多讓左手搖扇，通過加強左手運動，活化右腦，增強左側肢體的靈活性，還可以增強右腦半球血管的彈性，減少腦血管疾病的發生。

延伸閱讀　夏季消暑小攻略

夏季來臨，有些人一熱就渾身不自在，但一吹空調，又一不小心就感冒了，在這裡，我向大家推薦幾個消暑小攻略。

最佳消暑對策：心靜

俗語說，「心靜自然涼」。天氣炎熱，人就顯得煩躁，所以，消暑首先就是讓自己的思想平靜下來，神清氣和，樂觀愉快，不要焦慮、緊張、急躁、激動，讓神經系統處於寧靜的狀態。

最佳消暑食品：綠豆

綠豆甘寒，有清心利尿、消暑止渴、清熱解毒之效。綠豆湯是民間最常用的消暑與解毒良藥，夏季常吃綠豆粥消暑養胃最佳。綠豆常用於治療暑熱煩渴，心、胃熱盛及癰腫、丹毒等證。

最佳消暑水果：西瓜

西瓜味甘性寒，有消暑除煩、止渴利尿之效，是夏令解暑佳品，有「天然白虎湯」之稱。凡暑熱煩渴、口渴心煩、小便不利、暑熱傷津及傷酒等證，均適合食用。但暑證內有寒濕者不宜進食。

最佳消暑蔬菜：苦瓜

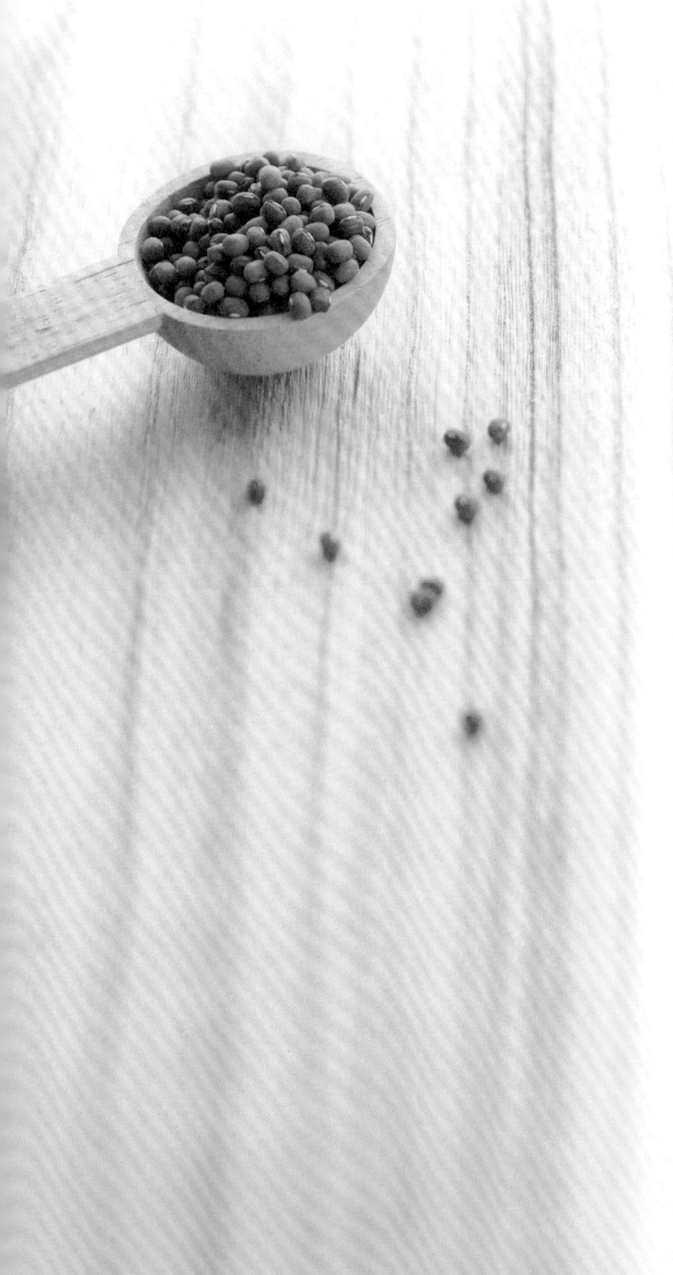

苦瓜性寒味苦，有清熱解毒、清心消暑、明目降壓之功，對中暑、痢疾、惡瘡等有防治作用。苦瓜含有多種氨基酸、維生素和礦物質。苦瓜還含有一種叫「多肽—P」類似胰島素的物質，有降糖功效，是防治糖尿病的佳品。苦瓜如烹調得法，淡淡苦味中帶有清香，別有一番風味，是夏季大眾喜歡的蔬菜。

最佳消暑飲料：熱茶

茶（綠茶或花茶最適合夏季飲用）能清心利尿、解熱除煩、止渴消暑。醫學研究證明，熱茶的消暑降溫功效明顯超過各種冷飲。

男性勤洗下半身・・・・・

預防性機能衰退療效顯著

醫師小叮嚀

男性應養成在睡前用溫水清洗下半身的好習慣，注意不要用太熱的水洗，洗完必用乾淨毛巾擦乾。

侍親心得

「你勸勸你爸爸，天氣一冷，洗澡的次數少了，連帶也很少清洗下身，我勸也不聽。每次換下的內褲的味道很難聞。」母親向我抱怨。雖說不是什麼大事，但是父母常為這事吵架還挺影響感情。於是，我找了一個適當的時候和父親談了勤洗下身的好處以及方法。

父親有點難為情地說：「一個是專家一個是管家，看來我得照辦才行。」

保健必看

用溫水勤洗下半身，失眠、性功能障礙一掃而光

的確，如果不經常清洗下身或是洗不乾淨，就會誘發包皮炎。患上包皮炎，

如果說潮濕、紅腫、疼痛、瘙癢這些都還能忍，那嚴重時導致陰莖頭壞死或是陰莖癌，那可就不是小事小病了。所以，為了遠離這些疾病的困擾，平時麻煩點兒不算什麼。

因此，即使冬天不用天天洗澡時，男性也應養成在睡前用溫水洗下身的好習慣，注意不要用太熱的水洗。可不要小看洗下身這件事，不要流於形式，否則有可能事倍功半，甚至適得其反。如有些人圖省事，用洗腳水湊合一洗完事，殊不知會把腳癬的黴菌傳染到會陰部，形成股癬。

清洗順序要先洗生殖器官，再洗肛門，洗過肛門後就不得再用同一盆水重新洗生殖器官了。擦乾的順序與上面講的一樣，要單獨準備一條毛巾，不要和洗腳毛巾混用。擦完後用乾淨水洗淨毛巾晾乾。

例如冬天氣候寒冷時，睡覺前用溫熱水洗下身，再配合用熱毛巾摩擦會陰區，還可促進全身血液循環，既有催眠作用，又能健身防病。對失眠、性機能衰退性陽痿、痔瘡等還有顯著療效，這些方法簡便易行，不妨一試。

延伸閱讀

包皮炎醫學小知識

男性包皮中皮脂腺分泌常常比較旺盛，如果不經常清洗外生殖器，或者清洗外生殖器時沒有將包皮上翻，就會使其包皮皮脂腺的分泌物大量積存在包皮下，形成豆腐渣樣的包皮垢，誘發包皮炎。此病急性發作時，男性的陰莖頭或包皮局部常有潮濕、紅腫、疼痛、瘙癢等症狀，甚至發生糜爛潰瘍，有黃色膿性或乳白色特殊臭味的分泌物出現，嚴重時可導致陰莖頭壞死。

在急性發作後，有時會造成包皮與陰莖頭粘連，使包皮不能上翻，最終引起尿道口狹窄、排尿困難，嚴重者引起尿路感染。而且包皮垢的慢性刺激和陰莖頭包皮炎的反覆發作也是引起陰莖癌的重要因素之一。預防陰莖包皮炎最簡單而又行之有效的辦法就是徹底清洗。一旦患上此病，則應進行積極的治療。其常用的治療方法為：抗菌素口服，外陰清洗，包皮環切。

修復身體第四步

馬上改！

殘害健康的16個大迷思

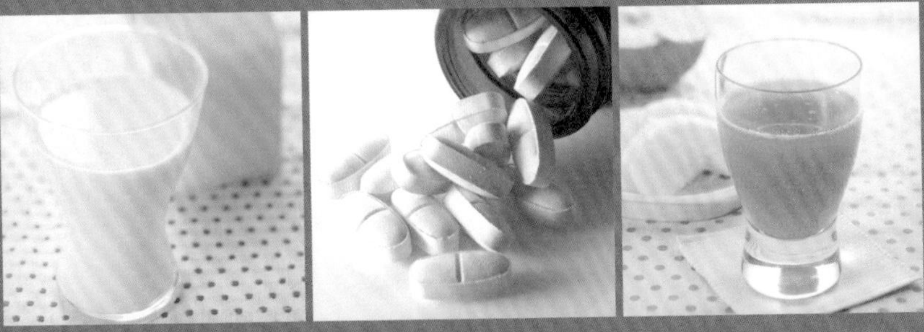

讀者書評：

「送給父母和自己最好的禮物就是健康！每日的提醒和關懷，是讓父母不老的養生之鑰。」

迷思01

等口渴了再喝水？

健康小提醒

「不渴也要喝水」對慢性病患來說很重要，喝水可以改善血液循環、防治心血管疾病。

侍親心得

天氣很熱，父親從外面運動回來，拿起水杯倒滿開水，就咕嚕咕嚕大口喝起水來。我趕忙走過去和父親說：「慢點喝，這樣喝水對身體不好！」

很多老人都要等到口渴了才喝水，而一喝就如牛飲，這樣非常不利於健康。口渴時說明人體已經很缺水了，平常一定要主動定時飲水。以後父親出去運動，我常提醒他記得帶瓶水在身邊。

養生祕訣

每天至少喝一千CC水，防治心血管疾病發作

水在維持生命活動正常運轉以及預防疾病的作用，絲毫不遜於蛋白質等營養

要素，飲水量不足使許多人的神經肌肉狀態不佳，肝與腎的功能降低，毒性物質增多而成為疾病的溫床。但很多人不知道喝水的重要性，也有一些人知道喝水很重要卻不知如何喝水。

由於老人對口渴的敏感性降低，所以機體經常處於失水狀態，消化液分泌少，容易便秘，血液黏度大，對心血管健康不利。「不渴也喝水」對中老年人來說更顯得重要，如果能堅持每天主動喝進適量的水，對改善血液循環，防治心血管疾病都有利。

老年人體內的水分比年輕人約少1/3，加上天熱出汗多，體內更加缺水。不渴並不等於不缺水，即使沒有感到口渴，也要每天喝一千CC以上的水，多喝水，少量多次，平時不渴也要喝，也可以適當喝點淡茶水。而每天的尿量也不要少於一千CC，這樣才能保證血液得以稀釋，維持人體充足血容量、降低血黏度、排泄毒物、減輕心臟和腎臟負擔。尤其在出汗多或發熱、腹瀉的時候，更要多飲水，以利血液稀釋，促進大腦的血液循環，防止栓塞。

於是，我給父母制訂了一個喝水時間表：

・早晨起床後：一定要喝水，因為它是一天身體開始運動的關鍵。人體在夜間睡眠的時候，因排尿、出汗、呼吸，體內血液濃縮、血流緩慢、機能代謝物積存。起床後喝杯水，可使血液正常循環，有預防高血壓、腦血栓、心肌梗塞等疾患發生的作用。喝水後跑跑步更有益處。早晨喝水最好是空腹，以小口的緩慢速度喝下四百五十CC的水，喝完後做簡單動作不可靜坐。

·上午十點左右：這時是人體一天中生物鐘最旺盛的時間，應補充三百CC水。

·下午三點左右：這剛好是喝下午茶的時間，喝四百CC。

·睡前：晚間睡前喝四百CC，對於老年人或患心腦血管疾病的人，可以預防致死性梗塞。不少會想上洗手間不習慣睡前飲水，怕半夜起來上廁所。其實老年人膀胱萎縮，容量減少，不喝水照樣會想上洗水間。

·半夜：喝二百CC，老年人由於腎臟收縮功能減退，夜間尿多，這就導致體內缺水，易使血液黏稠，心腦血流阻力大，易引發心腦血管病變。因而，半夜飲水很重要。

延伸閱讀

給長輩的喝水提醒

提醒①不要使用易碎的杯子或水壺盛水。長輩若記憶力減退，特別是晚上喝水時，容易不小心打碎杯子，發生被熱水燙傷或者碎片刮傷的危險。

提醒② 喝水不要喝冰鎮的水或熱騰騰的水

太冰的水對年輕人可能沒什麼影響，但對老人家來說，卻有可能使腸胃道感冒，引發消化炎症，甚至舊病復發。而對於太熱的水，老年人不易感到燙，似乎可以忍受，其實，消化道已被嚴重燙傷了。

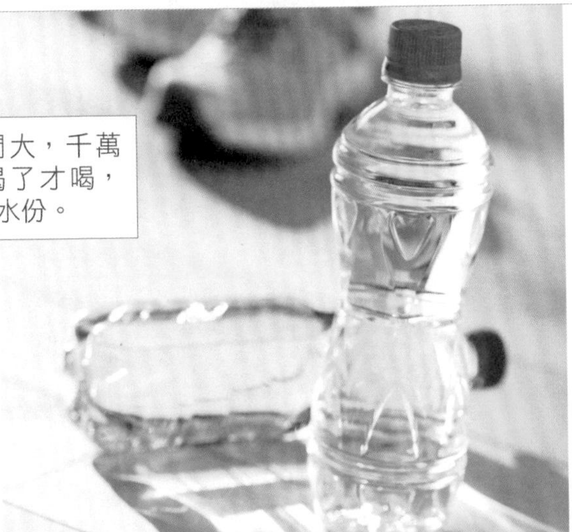

一杯水學問大，千萬不要等口渴了才喝，應定時補充水份。

迷思02

早上多喝牛奶補充鈣質？

健康小提醒

優酪乳不宜直接快速加熱，但放入攝氏45度左右的溫水中慢慢加溫，不會破壞優酪乳的功效。

侍親心得

電視上一直播放著牛奶的廣告，大力的鼓吹鮮奶可以補鈣。母親去超市時，看到鮮奶有折扣，忍不住買了兩大罐鮮奶回來，結果怕喝不完過了保存期會浪費，於是每天早上都堅持喝一大杯鮮奶。我告訴母親，早上不要喝鮮奶。母親反問我：「鮮奶是最營養的東西，怎麼早喝晚喝也有差別？」

有一次在門診中跟患者李奶奶聊天時，她告訴我，自己早晨一喝鮮奶就拉肚子，看著那麼多鮮奶也只能丟在一邊了。我告訴她，這種情況就儘量不要喝鮮奶，可以改喝優酪乳。

養生祕訣

晚上才喝牛奶，吸收效果好

一般人總認為早晨喝牛奶最佳，其實恰恰相反。早晨空腹喝牛奶，營養效果最差。這是因為，空腹喝下去後，牛奶會快速經過胃和小腸排進大腸，結果牛奶中的各種營養來不及消化吸收就進入大腸，造成浪費。

那麼，什麼時間喝牛奶最適合呢？答案是，晚上喝牛奶效果最好。

人體在午夜後，血液中的鈣含量下降，叫做低血鈣狀態。為了滿足血液中的含鈣量的要求，機體內部要實行調整，骨骼組織中有一部分鈣進入血液。天長日久，經常進行這種調整，骨質就會脫鈣，造成骨質疏鬆，老年人更有骨折的危險。睡前喝牛奶，就可以正好趕上午夜至清晨這段時間，牛奶中的鈣可改變低血鈣狀態，避免從骨組織中調用鈣。

另外，喝牛奶拉肚子可能是乳糖不耐受或過敏表現。乳醣不耐症是一種常見的營養吸收障礙，許多人喝牛奶

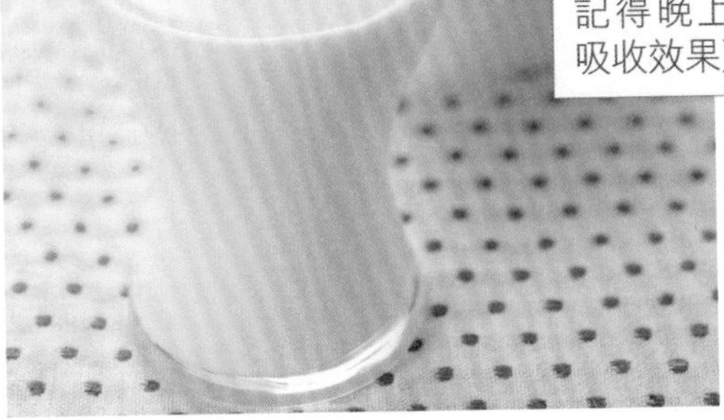

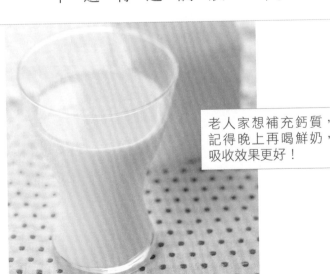

老人家想補充鈣質，
記得晚上再喝鮮奶，
吸收效果更好！

後，因無法把乳醣分解成葡萄糖及半乳糖，致使腸內容物滲透壓增高、體積增加，腸排空加快，因而出現拉肚子、腹脹或腹絞痛等症狀。

一般情況下，喝牛奶有拉肚子情況的人可以選擇喝優酪乳，因為優酪乳的加工過程中，乳糖幾乎沒有存留，這樣就不會出現拉肚子的情況了。另外，也可以從少量牛奶開始喝起，經過一段時間後，人體相應消化酶的分泌會有所增加，這也可以解決這個問題。

此外，要特別注意拉完肚子後最好少吃蜂蜜，因為蜂蜜具有潤腸通便的作用，多食會加重腹瀉。

母親說，雖說晚上喝牛奶好，可是自己晚上都有起床上廁所的毛病，所以睡前不願喝太多飲料。那麼，對於晚上會起床上廁所的人來說，如果仍然想在早晨喝牛奶，最好在早餐後一小時再喝，同時吃一些米飯、麵包、餅乾、點心等含澱粉的食物，這樣可使牛奶在人胃中停留時間較長，牛奶與胃液能夠充分發生酶解作用，使蛋白質能夠很好地消化吸收。

迷思03

飯後吃水果助消化？

健康小提醒

糖尿病人可吃的水果有：李子、琵琶、鳳梨、草莓、櫻桃。

侍親心得

每逢大節假日，兄弟姐妹都會回來看望父母，母親一高興，總是煮了滿桌的豐盛佳餚。每次吃完飯後，也會端上一大盤洗好削好的水果，飯後吃水果，似乎是很多人的習慣。

有人認為飯後吃水果會幫助消化，可是我要父母改掉這個習慣，因為飯後吃水果反而會加重腸胃的負擔。

養生祕訣 飯後吃水果，易造成便祕

不光是母親，中國人大多都習慣飯後吃水果，在飯店吃飯，飽餐一頓後，飯店往往會贈送一盤水果，大家悠閒地邊吃水果邊聊天。在很多人的眼裡，飯後吃水果似乎已成為一種習慣，認為這樣可以促進腸道蠕動，使大便通暢。實際上，在飯後馬上吃水果，食用的水果堵塞在胃中、很容易腐爛而形成脹氣，時間久了，就會引起便秘。而且，水果中的果膠有吸收水分、增加胃腸內食物濕潤程度的作用，會加重胃的負擔。

此外，肉類和水果在胃內停留排空的時間不一樣，肉類比水果排空的時間長得多，如果水果在胃內停留過久，將產生對人體有害的物質。再者，飯後吃水果往往是在吃飽或吃得過飽的情況下再添加的，一般只是主食的一點點綴，吃的量很少，達不到人體對水果中營養的要求。

若飯前1小時內吃水果，則會減少對肉蛋白蔬菜的攝取量。當然，對於身體肥胖或需要減肥的人士來說，飯前適當吃些水果可以產生飽腹感，控制少吃一些主食。

民間有一種說法：「早上吃水果是金，中午吃是銀，晚上吃就變成銅了」，但這個說法並無科學依據。一般來

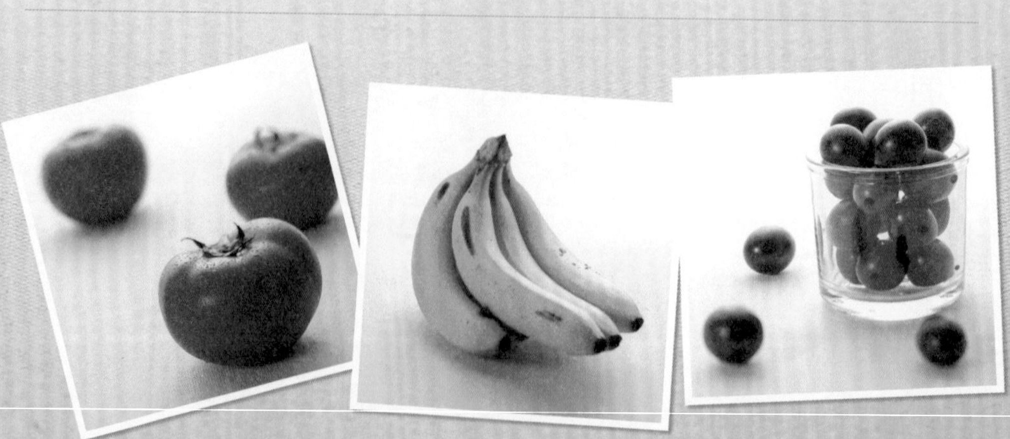

說，全天的水果量不要低於二百克，分為2～3次食用完即可，飯後兩、三個小時，或在飯前一小時吃水果為宜，對早晚時間上並無嚴格的要求。

延伸閱讀　老年人吃水果的注意事項

①番茄、柿子、橘子、山楂、香蕉等不能空腹吃。番茄中含有果膠、可溶性收斂劑等，如果空腹吃，會導致胃酸濃度增高，引起胃脹、胃痛；同時患有膽結石、腎結石的病人吃柿子也要慎重，以免導致結石越來越多；橘子中含大量糖分和有機酸，空腹吃則易產生胃脹。這類水果最好避免在飯前吃。而蘋果、桃子等性質溫和的水果則可在飯前1小時吃。

②年老體弱者不宜吃含酸性、糖分過多的水果。

③胃寒體質的人應儘量少食梨等生冷的水果。

④易引起上火的水果，如杏、荔枝等，一次食用量最好不要超過五十克。

迷思04

飯後喝茶解油膩，助消化？

健康小提醒

茶葉的多酚物質對腸胃黏膜具有一定的收斂作用，因此便秘患者不宜飲茶。

侍親心得

我的母親有個習慣，放下飯碗便端起茶杯。飯飽之後端起一杯熱氣騰騰的濃茶，喝上兩口，十分愜意。飲茶，也成為母親的一項愛好，普洱、鐵觀音、烏龍、紅茶……愛好頗為廣泛。母親說，這個習慣是從她的祖母那兒就傳下來的，小時候，長輩們總說飯後喝茶促進消化、解除油膩。

但從養生的角度來說，飯後一杯茶的習慣，非常不利健康，不過老人家已養成幾十年的習慣實在很難戒。

養生祕訣

飯後喝茶，沖淡胃液，易引起胃失調

母親認為我的反對是大驚小怪，認為這已經傳了好幾代的習慣怎麼就不利健康了，也沒見喝出什麼毛病。我只好耐心向母親解釋，幫助母親改掉這個壞習慣。

食物進入胃中，要經過各種酶和胃酸的作用，才能轉化為人體可以吸收的營養物質。飯後立即喝茶，會沖淡胃液，延長食物消化時間，給胃增加負擔。而且，茶葉中的鞣酸還會抑制胃液和腸液的分泌，刺激胃黏膜和腸道黏膜，引起胃功能失常，導致消化不良，阻礙腸道對營養物質的吸收，十分不利健康。

此外，茶中的茶鹼具有抑制小腸吸收鐵的作用，飯後飲用15克茶葉沖泡的茶水，會使食物中鐵的吸收量降低50％。有些人正是看中了飯後一杯茶具有影響人體消化和吸收食物營養的作用，才把它作為一種減肥美容的有效方法。但是長期堅持這樣的習慣，會引起胃腸功能失調和營養不良。

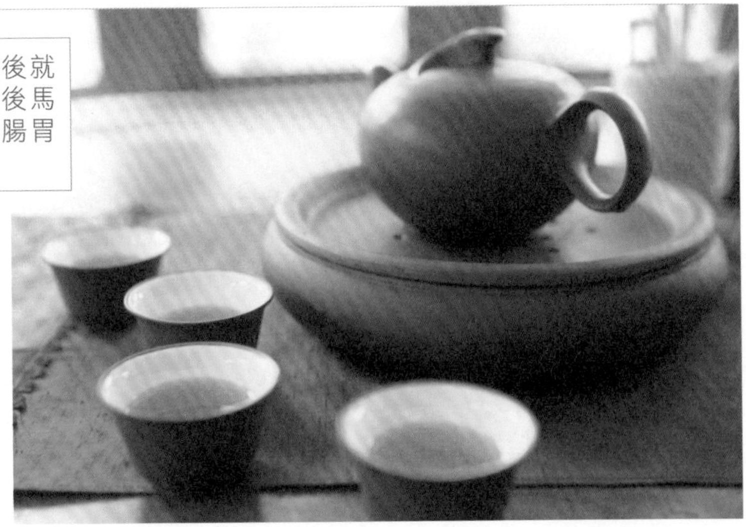

許多人習慣在飯後就來泡茶，其實飯後馬上喝茶，會影響腸胃的吸收。

飯後喝梨汁，加速排毒

聽了我「苦口婆心」的勸說加上時時刻刻的監督，母親總算是把這飯後喝茶的毛病給改了過來。母親也產生了一個疑問，既然飯後不能喝茶，那吃點什麼好呢？我的建議是：喝點梨汁。

梨汁富含膳食纖維，是最好的腸胃清潔工。飯館裡的飯菜大都以「味」取勝，食物多油膩或辛辣，吃後容易誘發便秘。而飯後喝杯梨汁，能促進胃腸蠕動，使積存在體內的有害物質大量排出，避免便秘。而加熱過的梨汁中還含有大量的抗癌物質——多酚，因此，飯後喝一杯梨汁有加速排出體內致癌物質的功能。

中醫稱梨為「百果之宗」，具有生津止渴、潤燥化痰、潤腸通便的功效。除梨汁外，建議還可將梨與豬肺、山藥、川貝、杏仁等搭配，如雪梨豬肺湯、杏仁雪梨山藥糊等，作為飯後的補充，保健效果會更上一層樓。

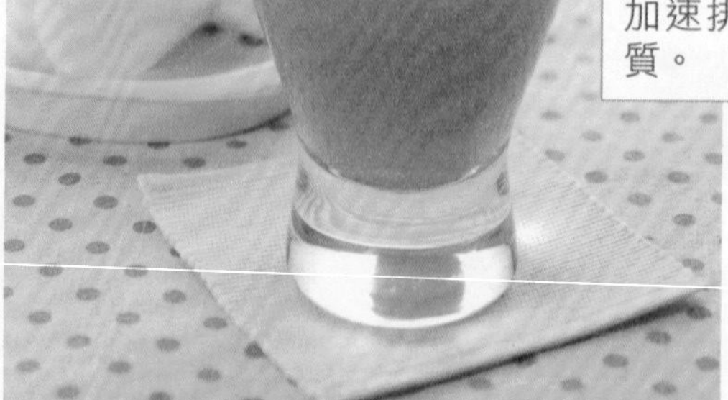

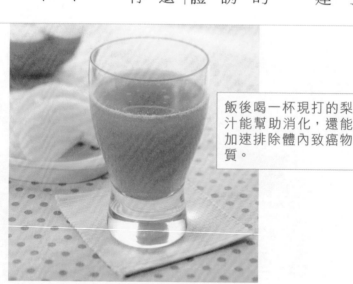

飯後喝一杯現打的梨汁能幫助消化，還能加速排除體內致癌物質。

延伸閱讀　飯後還可吃點什麼？

①吃油膩食物後吃一個核桃

核桃中的特殊氨基酸，能減少高脂肪對動脈血管的損害，保持動脈的柔軟與活力，防止動脈硬化。

②吃玉米後喝點玉米水

玉米水具有利尿消炎、預防尿路感染、去肝火等功效。飲用時不妨加少量白糖或冰糖，以改善口感。

③吃火鍋後喝點優酪乳

優酪乳可以保護胃腸道黏膜。優酪乳中含有乳酸菌，可酸化腸腔，抑制腐敗菌生長，減弱其在腸道中產生毒素的作用，從而防止腹瀉、腹痛等症狀發生。

④吃蟹後喝杯生薑紅糖水

蟹肉性寒，對脾胃虛寒的人不利，尤其是慢性胃炎患者。進食蟹肉後喝一杯生薑紅糖水，有暖胃、驅寒的作用。

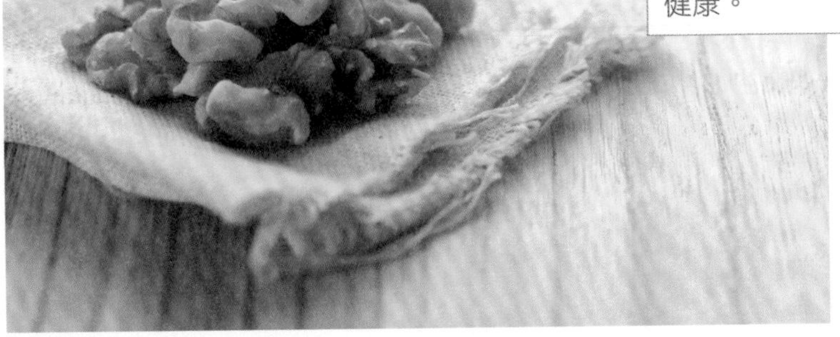

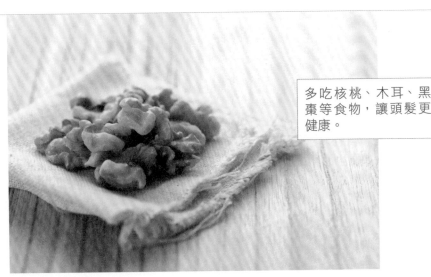

多吃核桃、木耳、黑棗等食物，讓頭髮更健康。

迷思05

用榨汁機做豆漿不用煮沸？

健康小提醒

豆漿應現磨現喝，最好在兩小時內喝完，用保溫杯裝豆漿不要超過4小時。

侍親心得

有一次，我和妻子過節去二伯家拜訪。一頓豐盛的午飯過後，二伯迫不及待地直叫伯母試試剛買的榨汁機，榨點豆漿給大家喝。看著伯母在廚房忙，我連忙進去幫忙。進廚房一看，我趕忙制止了伯母的行為。伯母說：「我都是前一天晚上先將豆子泡了一晚上，才開始榨豆漿，榨好之後再加熱開水，有什麼問題嗎？」

讀者朋友們，你們知道關鍵在哪裡嗎？

養生祕訣

豆漿不煮沸，就是喝毒素

我告訴伯母，她買的是榨汁機，一般用來榨果汁，不帶自動煮開的功能。而豆漿一定要煮沸食用。

大豆含有一些抗營養成分，如胰蛋白酶抑制成分、脂肪氧化酶和植物紅細胞凝集素，喝生豆漿或未煮開的豆漿後數分鐘至一小時，可能引起中毒，出現噁心、嘔吐、腹痛、腹脹和腹瀉等胃腸症狀。這些毒素可以經由加熱來消除。所以生豆漿必須先用大火煮沸，再改用小火維持5分鐘左右，使這些有害物質被徹底破壞後才能飲用。

所以，在購買豆漿機時，一定要注意是有煮沸功能的，若家中使用的是榨汁機，千萬不要用生豆榨豆漿，可榨完後再將豆漿煮沸，或是先將黃豆用高壓鍋蒸熟再榨汁。

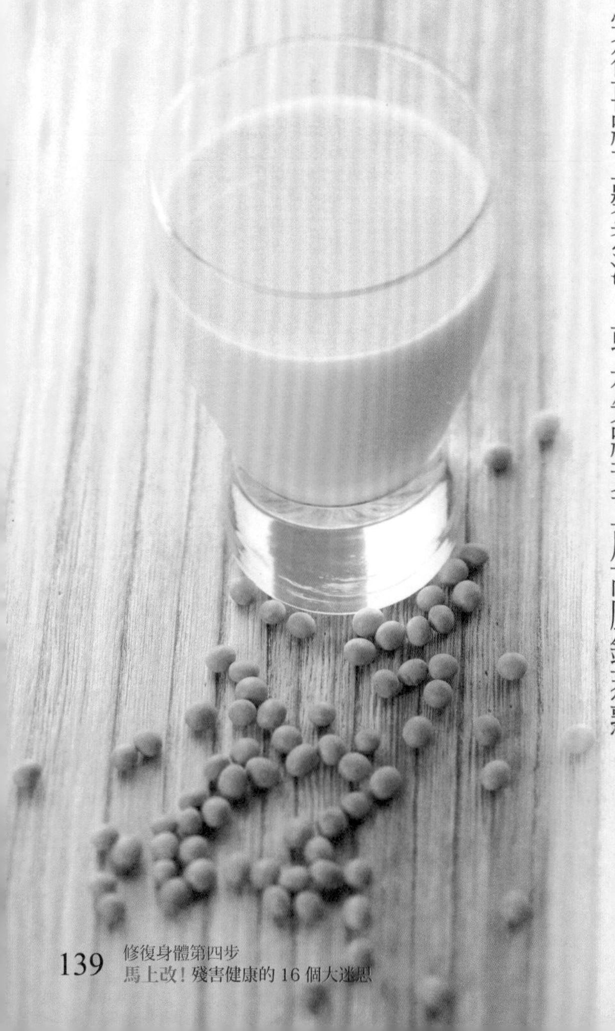

豆漿的營養很高，可補充植物性的蛋白質，但一定要煮熟喝！

若是自己煮豆漿，需要注意的一點是，當生豆漿加熱到攝氏80度～90度的時候，會出現大量的白色泡沫，很多人會誤以為豆漿已經煮熟，但實際上這是一種「假沸」現象。此時的溫度不能破壞豆漿中的皂甙物質。正確的煮豆漿方法應該是，在出現「假沸」現象後繼續加熱三～五分鐘，使泡沫完全消失。

對於老年人而言，喝豆漿比喝牛奶好處多。

首先，豆漿沒有傳染結核病的危險。而消毒不完全的牛奶，反而有傳染的可能。

其次，豆漿所含的飽和脂肪酸和碳水化合物含量低於牛奶，而且不含膽固醇。

延伸閱讀　兩種活力豆漿食譜

◎芝麻黑米豆漿◎

材料　黑豆60克，黑米20克，花生仁、黑芝麻各10克，白糖15克、清水少許。

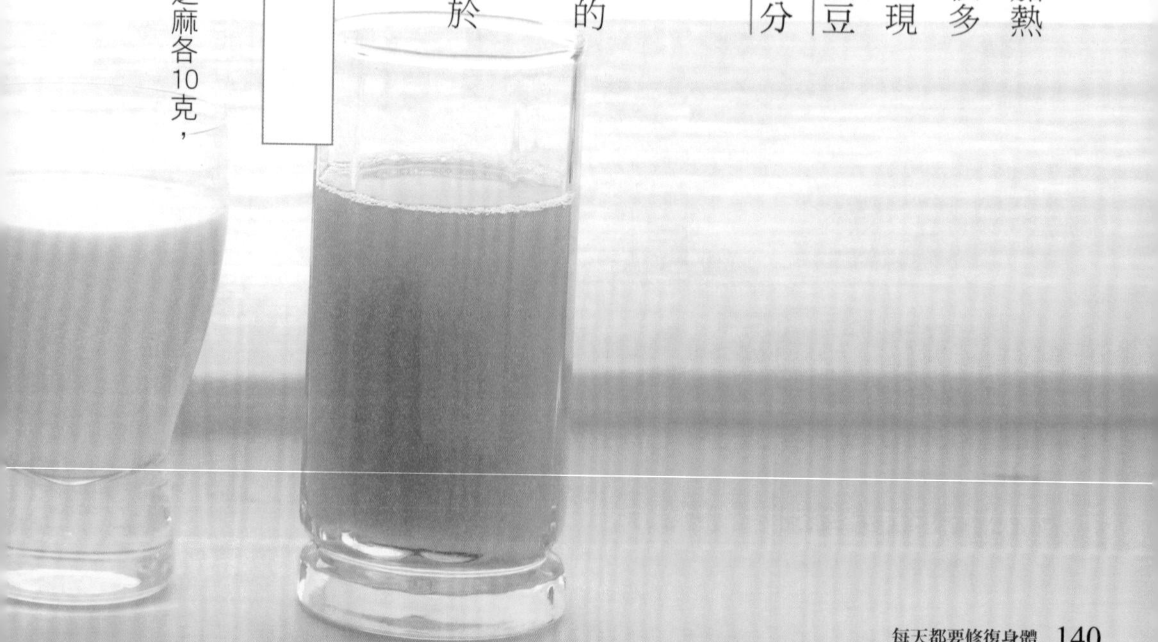

功效

補腎氣。

做法

①黑豆用水浸泡4至6小時，洗淨；黑米淘洗乾淨，用清水浸泡2小時；花生仁洗淨；黑芝麻洗淨，瀝乾水分，碾碎。

②把花生仁、黑芝麻、黑豆和黑米一同倒入全自動豆漿機中，加水至上、下水位線之間，煮至豆漿機提示豆漿做好，加白糖調味即可。

◎百合蓮子綠豆漿◎

材料

黃豆30克，綠豆20克，百合10克，蓮子15克，清水少許。

功效

滋陰補肺。

做法

①黃豆用水浸泡4至6小時，洗淨；綠豆淘洗乾淨，用清水浸泡2小時；百合洗淨，泡發，切碎；蓮子洗淨，泡軟。

②將上述食材一同倒入全自動豆漿機中，加水至上、下水位線之間，煮至豆漿機提示豆漿做好，加白糖調味即可。

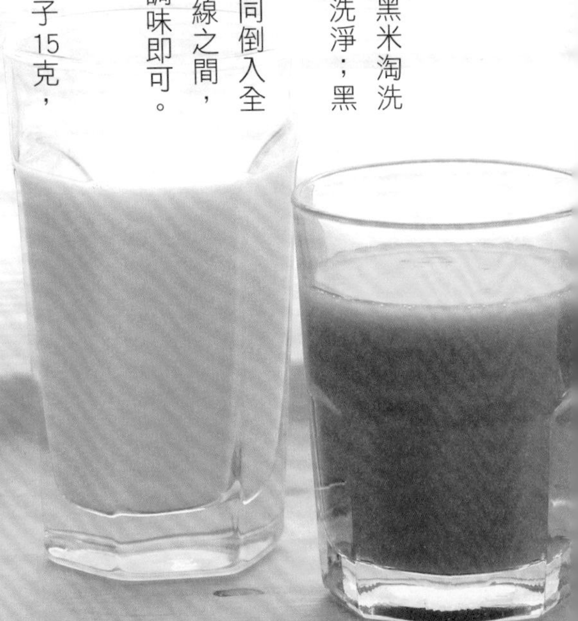

迷思06

一定要吃保健品補充營養？

健康小提醒

保肝類的保健食品應與西藥相隔3至4小時後再服。

侍親心得

過年時，親戚朋友送給父母的禮物絕大多數都是保健品。看著那些琳琅滿目有著各種保健功效的包裝盒，全家人很頭痛。這麼多保健品，不知名的不敢隨便吃，放在那又怕過了有效期限很浪費，所以只好送人的送人，處理的處理。

跟我父母不喜歡吃保健品相反，父親的好友劉叔叔就把保健品當寶，不光別人送的自己吃，每年還特意買許多吃，一年四季從來沒停過，當然也花了不少錢。但令他困惑的是，儘管吃了這麼多保健品，但身體並沒改善多少，反而因為吃了太多滋補類的保健品，上火現象嚴重，尤其在冬春季節，不時出現咽喉乾燥疼痛、鼻腔熱烘火辣、嘴唇乾裂、口舌生瘡、食慾不振、大便乾結等症狀，苦不堪言。

養生祕訣　不可過於仰賴健康食品，吃多了有反效果

我告訴劉叔叔，保健品不是能治百病的神藥，吃多了並不見得有效果。保健食品是指它具有特定保健功能的食品，即適宜於特定族群食用，具有調節機體功能，不以治療疾病為目的的食品。可見，保健食品並非人人可吃，因為不可能一種保健食品適用於所有的人。

中國人的保健食品源於藥膳，具有確切功效，但針對性很強。如果不分青紅皂白，胡亂進補，有實熱者而服溫性補品，體質虛寒者誤服涼性保健品，則會出現雪上加霜之惡果。身體不虛而亂補，甚至會引發一些疾病。

即使進食的保健食品對症了，也不宜長期服用。因為，**過分依賴外界來維持生命，反會讓身體鬆懈，功能降低**。對保健食品的依賴性，有可能產生反效果。

兒女給父母選擇保健品，應根據父母的生理特點和身體狀態，綜合分析後有針對性地選擇合適的保健品。一類是抗衰老類的保健品，其主要功能是抗自由基。比如維生素C、維生素E、番茄紅素等。二類是提高免疫力、促進新陳代謝功能的保健品。比如深海魚油可以防止和改善冠狀動脈中脂肪堆積和血管硬化狀況。三類

是改善腸道功能的保健品，如乳酸菌等。

中老年人還可選擇健腦明目，補充蛋白質，調節血壓、血脂、血糖的保健品。因為老年人因缺乏鈣質，也可以適量服用補鈣類保健品，預防骨質疏鬆。

單吃鈣片補鈣有效果嗎？

妹妹非常關心父母的補鈣問題，每次回家，都大包小包地往家中提各種鈣片，並總是囑咐父母要按時吃。她告訴父母，一定要注意補鈣以防止骨質疏鬆、關節疼痛等，而她買的那些都是進口的品牌鈣片，補鈣效果非常不錯。父母不想掃女兒的愛心，但對此卻相當苦惱，本來因為自身的一些疾病，每天都要服藥，再加上這些藥片，一是吃起來麻煩，二是多了也容易混淆，還容易忘記吃。我瞭解情況後告訴妹妹，即使是有知名度的品牌，單單只給父母吃鈣片，補鈣效果也是幾乎沒有的；她今後可以少給父母買些鈣片，我們可以用另外的方法來為父母補鈣。

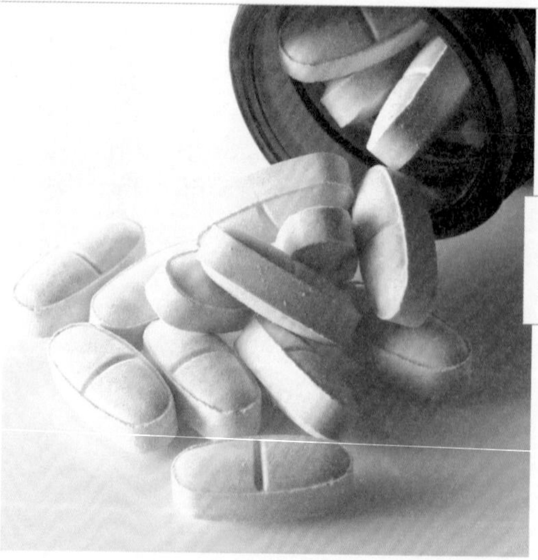

幫父母慎選保健食品，但不能長期依賴保健食品的療效。

因此，在我家，讓父母每天吃妹妹買的鈣片只是輔助的補鈣方法，因為最重要的補鈣方式是食補。如果不吃促進鈣吸收的藥物，吃的鈣片基本上都會從大便中排出，等於沒吃。

因此，單純吃鈣片對防治骨質疏鬆效果並不明顯。在服鈣片的同時，還應多吃牛奶、海產品等富含鈣、蛋白質的食物，多曬太陽，使皮膚中維生素D合成增加，以利於鈣質吸收。

延伸閱讀 適合銀髮族的保健品

①一般氣血虛的人，可以用補血類和補蛋白質的保健品。
②睡眠不好的，可以補充松果體素、維生素B群和蜂王漿產品。
③心腦血管患者，可選擇清血脂、降血壓、溶血栓為主。推薦魚油＋卵磷脂＋銀杏類保健品。
④血糖高的糖尿病患者，以降糖為主，推薦蜂膠。

迷思07

老年人需要天天洗澡？

健康小提醒

早晨不宜洗頭。頭皮遇到水刺激後，會給血管造成大的負荷，盡量在中午過後再洗頭。

侍親心得

鄰居宋奶奶特別愛乾淨，據她媳婦說，宋奶奶經常洗澡，在冬季也是一兩天洗一次，家人都勸她洗澡不用這麼頻繁。可是宋奶奶不聽，有一天，宋奶奶在洗澡時暈倒在浴室裡，好在當時家人都在家，急忙把她送到醫院。

幸好及時就醫，也沒什麼大礙，卻把家人嚇出了一身冷汗。很多長輩認為勤洗澡好處多。其實這是個迷思，老年人洗澡並不是越勤越好。

養生祕訣

不要在運動、喝酒後洗澡，冬天可五天洗一次澡

洗澡本來是件好事，不僅清潔身體，還能放鬆紓壓。然而對於老年人來說，在不合適的情況下洗澡會對心臟產生一定的危害。有研究發現，在洗澡期間發生猝死的人中以中老年人為最多，其中年齡超過65歲的老年人在冬季洗澡時的死亡率最高。那麼什麼情況下老人不宜洗澡呢？

父親常在運動完後就立即洗澡，我建議父母在勞累、運動後不要立刻洗澡，休息片刻再洗，否則容易造成心臟、腦部供血不足，甚至發生暈厥。**有些老人在發燒時洗澡，以為洗澡可以降低體溫。須不知當人的體溫上升到攝氏38度時，身體的熱量消耗可增加20％，這時身體比較虛弱，洗澡很容易發生意外。**

一些愛喝酒的老人要注意酒後不要洗澡，因為洗澡時人體要出汗，血液中的酒精濃度相對增高，再加上熱水促進血液循環、擴張血管、加快脈搏跳動，這往往引起血壓下降、血液黏稠度增高，以致機體難以適應，引起心臟病或腦中風的發作。嚴重時還可能發生低血糖昏迷。

由於老年人身體狀況的特點，洗澡也有很多講究。我建議父母一般5天左右洗一次澡就可以了，而且隨著年齡增大，洗澡間隔還可以適當拉長。而經常運動或有心血管疾病的老人，運動後擦擦身體就行了，沒必要立刻洗澡。

我告訴父母洗澡前半小時喝二百CC～三百CC的白開水，以避免或減輕因洗澡時皮膚血管擴張而導致的種種不適，同時補充全身血液容量。空腹洗澡容易引起低血糖，或出現疲勞、頭暈等不良反應；但一吃完飯就洗澡也不行，因此我建議父母將洗澡時間放在飯後2小時，或餐前1小時左右為宜。

有些人洗澡時間過長，這樣容易引起疲勞、體力減弱，以致引起心臟、頭部缺血，形成冠狀動脈痙攣、血栓，甚至誘發嚴重的心律失常而猝死。同時，洗澡時間太長，著涼的機會也會大增，皮膚長時間暴露於空氣中，更容易長皺紋。我建議父母洗澡時間一般以20分鐘左右為宜。有些人洗澡時喜歡用力搓，這樣容易搓掉大量有保護作用的角質細胞，而且洗去了汗液和皮脂共同組建的化學保護膜，引發多種皮膚病或使皮膚變乾。洗澡還不能過猛過快，以防體位變化過快或幅度大而導致血壓下降。所以我建議父母洗澡時動作宜輕緩。

洗完澡後，要注意保暖，穿好衣服再出來，以防受涼引起傷風感冒。洗澡時，浴室溫度較高、頭部皮膚血管擴張，走出浴室後，由於氣溫下降，擴張的頭皮血管遇冷急劇收縮，會造成頭部缺血而抵抗力減弱，使感冒病菌乘虛而入。因此我建議父母洗澡時，室溫在攝氏24～26度為宜，水溫則以攝氏35～40度為好。另外，最好在白天室溫較高時洗澡，必要時可用電暖器來預熱。

迷思08 早起晨運有益健康？

健康小提醒

在運動時，猛站、猛蹲、猛回頭這些動作一定要禁止，當大腦供血不足時，易造成耳鳴、眼花，而導致跌倒的意外。

侍親心得

注重養生的父親每天早起，都要去附近的小公園運動，若在平時，我們覺得這樣運動身體挺好。但到了冬天，天氣陰冷且經常下雨，我們擔心他的健康，勸他這樣的天氣就別去運動了，但他硬是堅持撐著傘也要去。由於早晨氣溫低，霧氣又重，不小心就患了感冒，慢性支氣管炎也加重了。

父親疑惑的問我：「明明是去運動的，怎麼反而生病了？」

養生祕訣　六個原則早起運動才有效

其實父親有所不知，雖然晨練有益健康，但它也有許多禁忌，尤其是在冬季，弄得不好，會適得其反。

①不宜太早

冬季早晨氣溫低、霧氣重，易患感冒、氣喘、肺炎和肺心病等，還會使病情加重。故老年人宜在太陽初升後外出運動，這時的空氣才真正清新。

②不宜空腹

晨起血流相對緩慢，血壓、體溫偏低，且經過一夜的消化，腹中空空，故晨練前應適當喝點熱飲，如牛奶、蛋湯、豆漿和稀粥等，以補充人體水分，增加熱量，加速血液循環，防止心腦血管意外的發生。

③不宜露天運動

老年人大清早去戶外活動，應選擇避風向陽、溫暖安靜、空氣新鮮的曠野或有草坪的地方運動，不要頂風跑，更不要未暖身先脫衣，以免著涼感冒。

④不宜刺激

老年人體質較弱，適應能力差，故運動不宜激烈，要量力而行，循序漸進，適度為宜。可多做些低運動量和舒緩的運動，如散步、慢跑、打太極拳、做健身操、舞劍等。實踐證明，老年人做激烈運動容易誘發心肺疾病，不利於身心健康。

⑤不宜過急

晨練前應先做準備活動。因為老年人早晨起床後肌肉鬆弛，關節、韌帶僵硬，因此準備活動必不可少，如甩甩手臂、輕揉軀體、扭扭腰肢、活動活動關節，放鬆肌肉，待暖身後再進行運動，防止行運過急而誘發意外傷害。

⑥不宜過猛

猛蹲、猛立、猛回頭這些動作應該禁止。因為老年人多有不同程度的腦動脈硬化、高血壓、高血脂、頸椎骨質增生等症，大腦供血有一定程度的不足。若猛然蹲、立或猛回頭向後看，會使大腦供血不足而出現眩暈、耳鳴、眼花、噁心、嘔吐等症狀，甚至會驟然昏倒。因此健身時速度要慢，動作要緩，切莫猛蹲、猛站、猛回頭，以免發生意外。

延伸閱讀

運動時，一定要保護雙腳

運動意味著雙腳要承受額外的壓力，因此需要對雙腳額外地加以照顧。水泡、黴菌和腳癬全都因出汗引起。因此，老年人在運動時，應注意保護自己的雙腳。

首先，過緊的鞋襪易使腳出汗。因此，不要穿過緊的運動鞋，並且最好穿能吸汗的柔軟棉襪。為了減少出汗，可以在腳上和運動鞋裡撒一些爽身粉，以保持乾燥。此外，鞋子大會磨擦腳趾皮膚，容易生成雞眼。

其次，運動後可採取以下辦法消除雙腳的疲勞。

①在運動後或晚上，可以用加鹽的熱水泡腳十五分鐘，再用浮石輕搓受壓部位，多擦抹一些護膚乳以保持水分。

②伸展腳趾，前後左右轉動腳踝數次。

③手握成拳按摩腳底。

④依次輕輕牽拉每個腳趾並左右扭動。用雙手從腳趾開始按摩至足跟和腳踝兩側，再從腳踝按摩至腳趾，反覆進行。

迷思09

為了遮白髮，得常常染髮？

健康小提醒

芝麻對頭髮好，但是吃多了反而會加速禿頭。比較適合的食量應是每天半小匙，不能超過一湯匙的量。

侍親心得

妻子最近頗為苦惱，與岳母因為染髮的問題發生爭吵了。我的岳母雖然已經七十歲了，平時很注重打扮，是個比較愛時髦的女性。她覺得頭髮白的很快，每隔一段時間就去美容院染髮。妻子同為醫生，深知染髮對健康非常不好，反對岳母染髮。

沒想到岳母認為女兒不體諒她的苦惱，還一直潑她冷水，兩人為此冷戰了幾天。看著這對母女倆為此事鬧彆扭，我趕緊出來當和事佬。

養生祕訣

化學染髮劑，可能導致癌症

我向岳母詳細解釋染髮的壞處。其實，老年人染髮比年輕人更危險。在染髮致病的族群中，年輕人黑髮染成彩色的致病率相對低一些，致病率高的往往是那些把白髮染成黑髮的老年人。

這是因為，老年人染髮要從髮根染起，染髮劑與頭皮緊密接觸；再加上老年人染髮的時間間隔往往很短，頭部皮膚反覆吸收染髮劑，如果體質較差，就更容易對身體造成危害。目前市場上普遍使用的都是化學染髮劑，其中含有一種叫做對苯二胺的致癌物質，一旦過敏體質的人接觸到這種化學物質，就會產生紅斑、丘疹、水泡等症狀，從而引起過敏。如果長期與這種致癌物質接觸，還可能誘發皮膚癌、白血病、膀胱癌等疾病。

岳母聽了這些，內心已經有些動搖。但要讓她立刻做到完全不染髮，還是有點難度。於是我又教她一招：雖然最好不要染髮，但如果有特殊情況必須要染，只要一年不超過兩次，還是可以的，但最好用天然純植物染髮劑，而且一定要購買品質和信譽好的產品。

另外，要到專業的美髮店染髮，在染髮之前先做頭皮測試，選擇半永久性的染色劑。在染髮過程中，要提醒美髮人員儘量不要把染髮劑靠近頭皮和毛囊。

岳母終於興高采烈地接受了我的建議，我們家的這場因染髮引發的戰爭，也煙消雲散了。

我們家的這個問題是解決了，但不管怎樣，染髮對老人家來說，危害都是巨大的，尤其是患有免疫紊亂性疾病的，如糖尿病患者；本身具有皮膚問題者，如皮膚炎患者；具有高敏感體質者，如對多種事物都很容易過敏的患者，建議最好不要染髮。

延伸閱讀　減少白髮的六個好習慣

①保持營養的均衡，平時多吃些新鮮的蔬菜和水果。

②補充頭髮所需營養，可以多吃些滋補的食物，如木耳、核桃、黑棗等，有助於頭髮的快速生長。

③避免精神受到過大的刺激，保持積極樂觀的情緒，可使頭髮不會那麼快變白髮。

④對於各種慢性疾病一定要積極治療，特別是腎虛病患者，以免加速白髮速度。

迷思10

倒著走路，可增加協調力？

健康小提醒

在公園或步道上進行倒走的運動時，一定要注意周圍的樹、石頭，以免跌倒或撞傷。

侍親心得

夏天的早晨和傍晚，經過社區的健身園地時，常常能看到正在進行「倒著走」的老先生老太太們。在大家的感染下，我母親也加入了這一時尚的運動。一大早就換上運動鞋去社區運動了。但是還沒到吃早餐的時候，母親就回來了。

見她撐著腰，好像不舒服的樣子，妻子忙過去扶著她，問怎麼了。母親擺擺手說：「哎，第一天練習倒走，就閃到腰。落伍啦，『倒走』這一時尚運動還真不適合我。」妻子則埋怨我應該早點跟母親講清楚，就不至於受這罪了。

養生祕訣

倒著走需先做練習，注意身體平衡

從運動保健方面來說，倒著走確實能達到強身健體的作用，能提高腿部、臀部和腰部肌肉力量，並能達到減肥作用。倒走特別有助於腰部疾病患者的康復和保健，此種病大多是腰肌、臀肌，特別是外旋肌發生勞損所致。

而倒走時，每當足跟提起向後邁步時，由於骨盆傾斜和向前走正好相反，這樣就可使受傷的肌肉得到充分休息。但是，倒著走一定要量力而行，尤其是患有心腦血管疾病、高血壓的人，要遵照醫師的囑附來訓練。如果有慢性病的老人家做運動時，應以稍微出汗、不覺胸悶為宜。切記不能盲目加壓，致使身體不堪重負。

母親所說的不適合，其實是沒掌握方法。於是我給母親提了幾點建議，也希望這些小建議對正準備進行「倒走」運動的人有用。

做好準備活動，不要馬上就進行倒走，如在原地輕輕活動踝關節、膝關節，並旋轉一下腰部。暖身之後，在原地踏步，這會讓你全身放鬆，兩臂前後擺動，大腿帶動小腿踏步，提起腳跟，腳尖不離開地面，練習1分鐘，然後再高抬大腿，足掌稍離地面，練習2分鐘。

在原地踏步感覺適應的情況下，高抬腿輕落步向後走。開始步伐要穩，步伐不可過大和走得過急。可以走走、停停，兩臂輕鬆地前後擺動，用以維持身體平衡。

倒走的次數也有講究，對腰痛、關節炎患者來說，每天進行倒走練習2～3次，每次一百～二百步，中間休息2分鐘，重覆4～5次。

若想達到減肥的效果，每天早晚進行兩次倒走練習，每次行進一千五百～二千公尺。動作熟練後，再加快速度或向後慢跑。

但是對母親這樣的初練者來說，還有一些特別事項需注意。

首先，倒著走要有參照物。初練者身體先向前傾，走路時腿自然下落，先用腳指頭著地再過渡到全腳，重心要放在前面，這樣即使稍微踩空了，也不會容易跌倒。手臂要自然擺動，保持整體平衡。這樣走可以強化腰腿肌肉，增強平衡，比正著走耗氧多。

其次，初練者應選擇平坦的、人比較少的場地，最好是筆直的走道。一開始速度要慢，步伐要小，走的時間要短。等練習的時間長了，次數多了，則可以嘗試在彎道上行走，速度可以快一些，步子稍微放大一點，倒著走的時間也可以適當延長一些。此外，在已經很熟練的情況下，才能加大難度，例如上坡倒行和草地上倒行等。

迷思11

經常登山可訓練肺活量，增進心血管健康？

健康小提醒

在運動前可吃一點食物，以補充身體水分，增加體內熱量，增進血液循環。

侍親心得

又到農曆九月九，重陽登高是中國人的一大習俗。對於這個「長輩們的節日」，社區內的叔叔伯伯約好要一起去登山。特別是鄰居張伯伯，早早就準備好了裝備，想在登山那天一展身手，一馬當先登上頂峰。

登山當天，早晨有大霧濕氣重，我勸他們等太陽出來、溫度升高點再開始上山。老人家情緒高漲，怎麼勸都不聽，興致昂揚地馬上出發。剛爬沒多久，張伯伯就突然心絞痛，幸虧朋友發現及時，趕快把他送往醫院，才避免悲劇的發生。

養生祕訣

登山之前要熱身，注意心跳異常

張伯伯之所以會突然誘發心絞痛，跟他沒有注意登山時間有很大的關係。重陽時節，已是秋天，一日之間氣溫變化很大。早晨是一天中氣溫最低的時候，室內外溫差很大，一大早就往山上爬，會突然受到冷空氣的刺激，容易發生血管痙攣，誘發心絞痛或心梗。

況且，大霧天氣，張伯伯沒等太陽出來就上山，對呼吸很不利。因為早晨空氣中水分大，污染物都彌散在水氣中，人呼吸後很容易有呼吸不暢的感受。

此外，對於老人來說，在爬山過程中千萬不要有逞強好勝的心理。登山之前要熱身。在登山前要用10～20分鐘做一些肌肉伸展運動，這樣能儘量放鬆全身肌肉，登山時會覺得輕鬆許多。爬山過程中，當感覺心跳有些快時，要減慢爬山速度，同時做深呼吸，等到心跳恢復正常再繼續。

在節假日、週末，兒女也可以帶上孩子，陪父母去郊外爬爬山、看看風景，在呼吸新鮮空氣、運動一下、放鬆心情之餘，一家人還可以促進溝通、加深感情，盡享天倫之樂。

延伸閱讀　下山也有學問，避免肌肉拉傷

①下山時要放鬆。下山時應挺胸、輕步、不甩手，這樣有利於穩定重心，保持良好的身體平衡。

②下山時不要走得太快，否則會使膝蓋和腿部肌肉感受過重的張力，而使膝關節受傷或導致肌肉拉傷。

③爬山中途休息應長短結合，短多長少。短休息時間控制在10分鐘以內，以站著休息為主。長時間休息可在20分鐘以內，但不要馬上坐下，應站一會兒再坐下休息。

④休息時不要坐在潮濕的地上或風口處，出汗時可稍鬆開衣領，不要脫衣摘帽，以防傷風受寒。進餐時應在背風處，先休息一會兒再進餐。

⑤走半小時最好休息十分鐘，避免過度疲勞。

⑥每次休息時，都要按摩腰腿部肌肉，防止肌肉僵硬。

迷思12

夏天進補多喝雞湯？

健康小提醒

熬湯時中途加水，會使蛋白質突然凝固，不能充分溶解在湯中，有損湯的美味。

侍親心得

母親節一到，大大小小的飯店、餐廳紛紛打出招牌藥膳的廣告，推出各種菜品、滋補湯。妹妹直說要帶爸媽去嘗試嘗試，好好盡盡孝心，給父母補一補。到飯店一看，我就發現，雖說外面的餐館高級，可不懂養生之道的商家大有人在。養生保健輔助食療，藥膳的確有好處，但是，進補可不能亂補。

夏季本來是要以清補為主打，可是有一些餐廳卻偏偏要推薦烏骨雞、老母雞湯這樣一類溫補的湯，這對許多人來就適得其反。跟著那些不懂內行的人去，還真可能吃出問題。

養生祕訣

雞湯較為油膩，一星期不要喝超過兩次

其實，夏季的正確選擇，應是鴨湯或鴿子湯。

老年人、體弱多病者，或處於恢復期的病人，都習慣於用老母雞來燉雞湯喝，並以此進「補」，甚至還認為雞湯的營養價值比雞肉好。其實，雞湯的營養價值與雞肉比起來大為遜色。高膽固醇血症、高血壓、腎臟功能較差者、胃酸過多者、膽道疾病患者等就不宜多喝雞湯。如果盲目以雞湯進補，只會進一步加重病情，有害無益。

雞湯中含有一定的脂肪，患有高血脂症的病人多喝雞湯會促使膽固醇進一步升高，還會引起動脈硬化、冠狀動脈粥樣硬化等疾病。而高血壓患者如果經常喝雞湯，除了會引起動脈硬化外，還會使血壓持續升高，很難降下來。患有消化道潰瘍的患者也不宜多喝雞湯，因為雞湯有較明顯的刺激胃酸分泌的作用，會加重病情。另外，腎臟功能較差的病人也不宜多喝雞湯，因為雞湯會增加腎臟負擔。因此，老人喝雞湯時一次最好不要超過二百CC，一周也不要超過兩次。

延伸閱讀　藥膳進食原則

食用藥膳要辨證施膳，藥膳、滋補湯，並不是誰都可吃，食用藥膳的總原則是辨證施膳。

①四季進補的小招

春季關鍵應要補肝，夏季應該強心健脾，秋季應要清肺潤肺，冬季重在補腎，只要掌握這個總體原則，通常就不會出現大錯。

②進補要講究平衡

藥膳食療要學會冷熱平衡，比如夏季吃羊肉火鍋，最好加入一些涼性的配料或配菜，以中和羊肉的溫熱之性。

③食補重在多樣性

中醫食補講究平衡，不只是強調一道菜的平衡，而是一頓餐點的平衡，保證食物多樣性，最好什麼都吃一點，但什麼都別吃太多，以免物極必反。

迷思13

多爬樓梯，可鍛鍊肌肉群？

健康小提醒

爬樓梯時，身體的重量幾乎集中在膝關節上，頻繁的爬樓梯反而使肌腱、韌帶、關節、肌肉受到損傷的可能性增大。

侍親心得

與父親喜歡早上去公園運動的習慣不同，樓下的張叔叔的運動方式是爬樓梯。幾乎每天上班時，我都可以在樓梯間遇到他。有次，我忍不住問張叔，為什麼不像其他人去公園晨跑、打太極等，張叔的回答很有趣。他說，爬樓梯多好，完全免費；更重要的是，爬樓梯在室內，颳風下雨都可以進行，白天晚上想爬就能爬，經濟又方便。我勸張叔每天少爬幾趟，爬多了對膝關節不好。

兩星期之後，張叔就上我家來找我了。說不知怎麼回事，膝關節隱隱作痛。我詳細向張叔解釋：「爬樓梯確實可以訓練心肺功能、腿部肌肉群。不過，用爬樓梯法運動身體，要掌握分寸和方法。」

養生祕訣 養護關節從生活做起

爬樓梯時，身體的重量幾乎全部集中在膝關節上。如果將爬樓梯作為健身的方式，頻繁上下樓梯，較長時間重複一個動作，會使膝關節受到磨損的次數增多，受壓強度也會增大。俗話說，「人老腿先老」，中老年人骨質老化加速，較長時間爬樓梯反而使肌腱、韌帶、骨、軟骨、關節、肌肉受到損傷的可能性增大。如果長了骨刺，再爬樓梯，骨刺會刺激周圍軟組織神經，引起炎症，甚至造成關節腫脹，活動不便。

養護關節五大招

做兒女的，可以從飲食起居幾個層面告訴父母怎樣養護關節。

運動：應避免關節劇烈活動和過度負重，防止關節承受不恰當的重力和暴力，以減少關節的反覆損傷。如髖關節或膝關節受累者，應避免過久站立、跑步、打球或長距離步行等。

坐姿：應儘量不久坐和長時間保持同一姿勢。坐一段時間後應起身活動。若久坐後雙膝發僵，在起立前可做一下「暖身運動」——輕輕地擺動幾下腿部。

睡眠：患有頸椎骨關節炎的人應避免長期趴在桌上、仰頭或轉頸，睡眠時也應用適當高度和符合頸椎曲度的枕頭。有腰椎疾病的人可考慮睡硬板床。

穿戴：應該穿較有彈性的鞋子，用適當的鞋墊，穿戴護膝或彈性繃帶，這些對保護膝、髖等關節十分有益。平時要注意保暖防潮，以避免關節受寒冷潮濕刺激而引發炎症。

飲食：肥胖的人宜控制飲食，減輕體重，以利於減輕關節負重。此外，平時應多吃富有鈣和膠原蛋白質的食品。膠原蛋白對關節養護十分為關鍵。因為人體正常關節由軟骨、關節囊膜、關節滑液和韌帶等所組成，軟骨可以保護關節，避免骨頭的磨損。而膠原蛋白是關節中軟骨組織的主要成分，負責構造軟骨組織的框架並將其定型。

迷思14

泡製藥酒・可強健身體？

健康小提醒

中藥配伍之間講究相生相剋，如果任意配藥，往往使藥效大打折扣，甚至還可能帶來副作用，氣喘患者尤其不能飲藥酒。

侍親心得

過年去某位親戚家做客，主人非常熱情，我們一進門他就拿出大瓶藥酒招呼客人，直說這是名貴藥酒，是他好不容易拜託朋友找來的藥方，花重金配了很多名貴藥材在裡面，喝了大有好處，讓大家都喝看看。同桌的某位長輩聽了，躍躍欲試，我也連忙從醫生的角度建議他不要喝，氣喘患者任意喝藥酒補身，反而有反效果。

養生祕訣 氣喘患者絕不能服用藥酒

藥酒雖然是將中藥浸泡在白酒中，但中藥的有效成分卻相當有限，若飲用量過大，則酒精的危害比藥效作用大。酒精能抑制甲狀腺素的有效分泌，從而使腸道對鈣、維生素D的吸收率明顯下降，使人出現急躁、記憶力減退、心肌收縮無力等不良後果。

特別是患有支氣管哮喘的人，更是不能飲用藥酒，因為製酒時使用的漂白防腐劑亞硫酸類物質，會引起哮喘發作而加重病情，甚至危及生命。

另外，長時間飲藥酒，即使每次飲用的量不大，但由於人到老年後肝腎功能會發生不同程度的減退，所以也會出現酒精的慢性蓄積性中毒，它的危害絲毫不比急性中毒小。因此，老年人應慎飲藥酒，以免得不償失。

延伸閱讀

飲用藥酒的注意事項

①不要擅自搭配，以防發生副作用。

很多人喜歡自己購買藥材泡製藥酒，殊不知這背後存在著很大的健康隱患。中藥材配伍之間講究相生相剋、相反相使，如果不明其中道理，隨意配藥，往往會使藥效大打折扣，甚至還有可能帶來副作用，得不償失。

②選藥酒要看時令

很多補類的藥酒，容易上火，冬令喝藥酒以冬至之後最適宜，夏季不宜服用。

迷思15

年紀一大，掉牙是正常現象？

醫師小叮嚀

吃完水果，尤其是酸性的柑橘類水果後，不宜馬上刷牙，容易造成對琺瑯質的損害。

侍親心得

鄰居李阿姨年輕時有一口好牙齒，可是現在六十不到的年紀，牙齒就掉了不少，吃東西不方便，也不美觀，另外，缺了牙齒的李阿姨講話也沒以前清楚了。不得已去配了假牙，可由於不是在正規的醫療機構就診的，配的假牙常引起疼痛、出血、感染，這讓李阿姨苦不堪言。人到中年以後，仍有一口好牙齒，這是人體健康的重要指標。那麼，我們怎麼保護牙齒呢？

保健必看

刷牙訣竅多，牙齒好壞影響健康！

擁有一口較好的牙齒，才有可能行使正常的咀嚼功能，才有可能使食物的營養物質在體內得到消化和吸收，從而保持人體的代謝平衡。

為了父母能擁有一口好的牙齒，我們家經常調整使用不同的牙膏。牙膏一般有兩個作用，一是清潔齒垢；二是滅菌。不同的牙膏，加入的滅菌製劑是不同的，而人的口腔環境也是在不斷變化的。因此，時常更換牙膏，更有利於牙齒健康。

妻子每次去超市買牙刷時，都會選擇適合父母口形的毛質較軟的牙刷。太硬的牙刷易使牙齦出血，但是太軟太硬都能刺激牙齦，所以在使用時要選擇適合自己牙齒的牙刷。在冬季，使用前牙刷較硬，我建議父母把牙刷放在溫水中浸泡一下，使牙刷較軟後再使用。

有些人在刷牙時不太注意水溫，其實水溫過涼過熱都能刺激牙齒神經和血管，水溫過熱能使牙齒血管擴張，水溫過涼又刺激牙齒神經，從而導致中老年人牙齒的釉質磨損脫落。所以調節好水溫很重要。

什麼才是正確的刷牙方法呢？我建議在刷上牙時，方向向下，刷下牙時方向向上，用的力量不要太大，時間以2～3分鐘為好。最好是每天3次，沒有時間時也要保持每天2次。刷牙即可去除牙間隙和牙齒表面的菌斑、軟垢和食物殘渣，防治牙齒結石的堆積，除掉牙表面上的色素又可按摩牙齒，有利於牙齒與牙周組織的健康。老年人要少吃含糖多的食物，飯後漱口，每半年到專科做口腔檢查。

延伸閱讀 選擇適合的牙膏

消炎藥物牙膏它是在普通牙膏的基礎上加入某些抗菌素藥物，這些藥物可以消炎抗菌，抑制牙齦結石菌斑的形成，但是不能長期使用，否則造成口腔內正常菌群失調，它適合於患牙周病如牙齦炎，牙周炎等等。

含氟牙膏中含有適量的氟化物，可加強牙釉質對酸浸透的抵抗力，但是它對牙釉質有輕微的損傷。只適合兒童患有齲牙的人或從事酸類作業的人。

中草藥牙膏在普通的牙膏的基礎上加入了一些中草藥，如兩面針，田七，黃芩等等，具有清熱解毒，消炎止血，祛除口臭的作用，對緩解牙齦炎也有一定的輔助作用。對患有牙周病的人可以用，也適合口腔疾病的病人應用。

防過敏牙膏在牙膏中加入減敏成分，使牙齒酸痛等過敏症狀得以緩解或消失。但是，引發牙齒酸痛的原因有很多如齲牙，牙齦萎縮，牙根外露，等牙周病都會誘發牙齒對冷，熱，酸，甜食物過敏，所以要從根本上解除牙齒過敏，必須請牙科醫生對症治療和明確診斷。

迷思16

電動按摩椅坐愈久愈好？

健康小提醒

骨質疏鬆的人在使用電動按摩椅時特別小心，尤其有椎間盤突出的患者，若使用過當，反而會使病況加重。

侍親心得

父母年紀大了，不時總有個肩酸背痛，我們平時工作忙碌，也難得幫他們按摩。為此，妹妹特意買了台電動按摩椅回來。這下，兩位老人家就可以盡情享受舒服的自動按摩了。對於這個按摩椅，父母不僅經常享用，更是熱情地推薦給鄰居朋友。

住另一棟樓的李伯伯自從家裡買了這個按摩椅，幾乎每天都要在上面享受幾小時。可是，沒過多久，他就覺得自己肩頸關節都暗暗疼痛。這是怎麼回事呢？

養生祕訣

小心！按摩椅力度過大損傷身體

我告訴李伯伯，不是每個人都適宜使用電動按摩椅的。李伯伯患有骨質疏鬆，其實是不宜使用這類產品的。如今，市場上的電動按摩椅已成為人們喜愛的保健用品，廠商在推銷時，也極力宣傳這些按摩椅有很多的治療作用。但是，對於一些銀髮族來說，如果使用不當，是會造成身體損傷的。

按摩椅的原理是利用機械的滾動力作用和機械力擠壓來進行按摩。現在市場上很多按摩椅都是以全身按摩為主，一般都會對脊柱有很大的作用力，而老年人由於椎間盤水分減少，導致椎間隙變窄，從而使得脊柱周圍的韌帶處於鬆弛狀態，往往在不適當使用按摩器時會導致脊柱生物力學的改變，如出現小關節紊亂、腰椎間盤突出等情況，都可造成身體不適加重。

對於骨質疏鬆者來說，由於缺鈣等原因，易導致骨質變脆，電動按摩椅如果按摩力度大了，特別容易引發骨折，因此骨質疏鬆者不宜使用電動按摩椅。所以在選用按摩椅時應慎重，應選擇以局部肌肉或穴位作用為主的按摩器，按照儀器說明書使用，時間不宜過長，一般別超過半小時。

修復身體第五步

要小心！

用藥安全別忽視6個小細節

讀者書評：

「孝，不再是難事，讓兩代之間無法報答出自己內心的感情，此書給我們架起了孝順的橋樑，讓我們對父母不再是毫無努力。」

小細節01

注意！這些居家用藥經常被誤用

用藥小教室

中藥的藥劑都具有療效，但若不符合體質而任意服用，吃的數量多了，反而容易積藥成疾。

侍親心得

一次去朋友家做客，正值炎炎夏日，我看到他們家泡了很多清熱解毒的飲品當做日常茶飲。我有點疑惑，朋友解釋說家裡父親認為炎熱天氣應當多喝點清熱解毒的飲品以防止上火，老人家更是每天都用板藍根沖劑代替茶飲。我向朋友說明了這是大錯特錯的做法，讓老人家趕緊改正。

用藥須知　長期服用清熱解毒湯不會有害？

朋友的父親認為像板藍根這樣的抗病毒清熱解毒藥，是由中草藥製成的，安全有效，使用的範圍非常廣泛，即使多吃也不會有害，其實這個觀念可是嚴重錯誤。

板藍根沖劑對有咽痛、發熱、咳嗽、痰黃等風熱感冒症狀的人較為適合，但由於其藥性苦寒，對體質虛寒、腸胃不好的老年人來說則不宜多吃。而且，雖然它毒副作用很小，但如果長期服用，吃的數量多了，就會積「藥」成疾，反而容易引發其他疾病，釀成後患。這裡介紹一種適合老年人飲用的清熱去濕茶飲。

其實，在夏季，做兒女的可以為父母煲一些湯來清熱解毒。現介紹一款適合老年人的祛濕清熱解毒湯。

◎◎◎◎◎◎◎清熱解毒湯做法

材料 土茯苓二百五十克，粉葛二百五十克，赤小豆五十克，扁豆五十克，陳皮半個，水8碗。

功效 去骨火，祛濕，清熱毒。

做法 土茯苓去皮切段，粉葛去皮切塊，將材料放入煲內，水滾轉慢火煲3小時即可。

延伸閱讀　中老年人不宜經常服用的藥

①六味地黃丸

有些老年人習慣在出現腰酸背痛時吃些六味地黃丸補一補。殊不知，六味地黃丸並非保健品，不是人人適用的。

六味地黃丸的主要功能是滋補腎陰，對腎陰虧損引起的頭暈耳鳴、腰膝酸軟、盜汗遺精有一定的作用。但需要注意的是，六味地黃丸中的六味藥物都以滋潤為主，久服、多服都會加重體內濕熱，引起脾胃不合，影響食慾。一般來說，中老年人的消化功能不強，服用更需謹慎。間斷著吃，可能影響不大，但長期連續服用就不可以。

②牛黃解毒片

牛黃解毒片是不少家庭小藥箱中的必備藥品。作為清熱解毒中成藥的代表，它可以用於口瘡、牙痛、扁桃體炎等疾病的治療。但由於其中含有冰片、大黃等寒涼成分，所以不適合老人、小孩以及脾胃虛弱、體質虛寒的人服用。

小細節02

不宜用滾開水沖服的藥

用藥小教室

服用藥物最好用溫開水送服，不要用牛奶或乾吞藥片，以免損傷食道，或影響藥物的作用。

侍親心得

母親最近感冒咳嗽了，我開了一些止咳糖漿給她服用。幾天後，仍不見好轉，我發現她是用熱開水沖服糖漿後再使用，其實，這種服用方法是錯誤的，會影響止咳糖漿的功效。

而父親則經常不配開水就乾吞藥片，我跟他溝通好多次，不正確的服藥方式，容易傷到食道壁，你家的長輩們是不是也有這些服藥的錯誤呢？趕快提醒他們。

用藥須知

服藥禁忌多，四種錯誤最常犯

我告訴母親這是種錯誤的服用方法。許多藥是不宜用滾開水沖服的，而止咳糖漿就是其中一種。

各種止咳糖漿，止咳作用部分是來自糖漿口服後覆蓋在發炎的咽部黏膜表面，以減輕對黏膜的刺激而緩解咳嗽。若用開水沖服，會使藥液稀釋並迅速吞下，而失去糖漿的作用。

有些藥物遇高溫易破壞失效，因此服用時不宜用開水沖化，而應以溫開水送服。

除了這個錯誤的服藥方法外，我還發現在許多病人還有其他錯誤：

錯誤①：躺著服藥

有些人晚上為了減少麻煩，選擇躺著服藥。這樣藥物容易黏附於食道壁，不僅影響療效，還可能刺激食道，引起咳嗽或局部炎症，嚴重的甚至損傷食道壁，埋下患食道癌的隱憂。因此，最好是站著或坐著服藥。

錯誤②：乾吞藥片

有些人為了省事，在服藥時不喝水，而是直接將藥物乾吞下去。其實，這也是非常危險的：一方面，可能與躺著服藥一樣損傷食道，甚至程度更嚴重；另一方面，沒有足夠的水來幫助溶解，有些藥物容易在體內形成結石。

錯誤③：將藥片掰碎或以水溶解後服用

有些患者吞藥困難，就自作主張地把藥片掰碎或用水溶解後再服用，這樣不僅影響療效，還會加大藥物的不良反應。將藥物用水溶解後再服用也有同樣的不良影響。

錯誤④：喝水過多

有些人服藥後大量喝水，其實這樣也不好。因為這樣會稀釋胃酸，不利於對藥物的溶解吸收。一般來說，送服固體藥物一小杯溫水（二百CC～三百CC）就足夠了。

延伸閱讀　藥物服用的最佳時間

①滋補類藥物：如人參蜂王漿、蜂乳等，適宜在晨起空腹時或夜晚臨睡前服用。

②助消化藥物：宜在飯前10分鐘服用，以促進消化液的分泌，充分與食物混合。

③催眠、緩瀉藥：一般在夜晚臨睡前半小時服用。（作用快的瀉藥應在早晨

空腹時服用）

④維生素類藥物：一般宜在兩餐飯之間服用。（用維生素K止血時應及時服用）

⑤治皮膚過敏藥：宜在臨睡前半小時服用。

⑥對胃有刺激的藥：如阿斯匹林、消炎藥等，應在飯後半小時服用。

具體藥物服用的時間，應謹遵醫囑，詳細閱讀藥袋上的說明，或記得向藥師詢問。服藥後30至60分鐘才能被胃腸溶解吸收，期間需足夠的血液參與循環，因此不要馬上運動。

小細節03

高血壓患者吃藥前後別喝酒

用藥小教室

酒精可能加速藥物在體內的代謝轉化，容易影響藥效，或危害健康，不可輕忽。

侍親心得

岳父平時沒多大嗜好，就是對酒情有獨鍾。老人家喝酒喝了一輩子，每天都少不了來一兩杯。但自從患了高血壓需要每天服藥之後，我們就儘量限制了他喝酒。但老人家有陣子接連參加了喜宴，連續喝了幾天酒，感到特別頭暈，當天晚上，岳父服用完降壓藥就睡了。結果夜裡突然心跳加速，全身乏力，上廁所暈倒在浴室，嚇壞了我們。多虧及時送進醫院，才沒釀成悲劇。

用藥須知

吃降壓藥前別喝酒，易引發突發性低血壓

酒中含乙醇，乙醇除了加速某些藥物在體內的代謝轉化，降低療效外，還能誘發藥品不良反應。服用降壓藥的患者如果飲酒，可因酒精擴張血管作用而增強藥

物的降壓作用，引起突發性低血壓，使本身因藥物作用降到正常的血壓降到更低，引起突發性低血壓，導致暈倒、跌傷等各種意外。

岳父在服用抗高血壓藥過程中接連喝了幾天酒，導致血壓急劇降低。經過這次驚險，我們更加小心老人平時的喝酒。吃降壓藥前後一定禁止他喝酒，平時喝酒也要很謹慎，避免大量喝酒。

延伸閱讀　酒後不宜吃的藥

①降血糖藥：注射胰島素或口服降血糖藥治療的糖尿病患者，如果大量飲酒，會令血糖下降，引起嚴重低血糖；也可能因酒精增強了微粒體酶活性而使口服降血糖藥在血中半衰期縮短，影響藥效。

②抗生素：與酒同時服用可出現頭痛、噁心、嘔吐、眩暈等症狀。

③抗痙攣藥：大量飲酒可使苯妥英類抗痙攣藥代謝亢進，從而影響抗痙攣藥的藥效。

④抗凝血藥：酒精可影響香豆素抗凝血藥對肝臟酶類的競爭，從而使其抗凝血作用增強，導致藥品半衰期縮短，影響藥效。

小細節04

中藥雖苦，不能加糖調味

用藥小教室

糖也是一味中藥，不用的糖有不同的功效，喝中藥隨意加糖，輕者降低療效，重者會產生副作用。

侍親心得

母親最近身體不適，醫生給她開了幾副中藥。她平時很排斥喝中藥，主要是怕中藥濃濃的苦味。對於她來說，寧願吃十片西藥丸，也不願喝下一口中藥湯。但藥既然已經煎了，為了能順利喝下去，父親建議她在中藥裡加入一些糖。

我看到此情景，雖然心疼，但還是硬著心腸不讓她加糖，直接喝下去。我這樣做其實是有科學依據的。

用藥須知

中藥加糖，恐影響藥效，危害健康

因為糖也是一味中藥，不能隨意亂加入其他中藥中。

在每個方劑中，組成的藥物皆有「酸、苦、甘、辛、鹹」的不同，藥性也有「寒、熱、溫、涼」的差異。而糖類也是一味中藥，也具有一定的藥性及療效，它具有潤肺和中、補脾緩肝的功效，可用來治療肺燥咳嗽、口乾舌燥、中焦虛、胃痛的病症。因此，喝中藥時加糖，輕者會降低療效，重者還會產生副作用。

首先，多食糖會助熱，如果病人具有腹脹中滿、濕熱停滯、舌苔厚膩等症狀時，一般嚴禁加糖，以避免不良反應。

其次，白糖性涼、紅糖性溫，如果把白糖加入溫熱藥劑中，或把紅糖加入寒涼藥劑中，都會減弱藥性，阻礙藥效的充分吸收，影響療效。

再次，中藥的化學成分比較複雜，糖類特別是紅糖，含有較多的鐵、鈣等元素，中藥中的蛋白質和鞣質等成分可與之結合，發生化學反應，使藥液中的一些有效成分凝固變性，繼而產生渾濁、沉澱，不僅影響藥效，而且危害健康。

最後，有些藥利用苦味來刺激消化腺分泌，從而更好地發揮療效。如黃連就是透過味覺分析器的興奮，進而提高食慾中樞的興奮，反射性地引起胃液分泌增加，從而發揮健胃的作用。如果加糖，就會失去這種作用，也就達不到治療的效果了。

延伸閱讀

服中藥不能吃哪些東西？

服中藥時忌口是有一定道理的。因為各種食物具有各自的性能，對疾病的發生、發展和藥物的治療作用均會產生一定影響。

①不宜吃某些食物，以免降低療效或加重病情。服用清內熱的中藥時，不宜食用蔥、蒜、胡椒、羊肉等熱性的食物；在治療「寒證」服用中藥時，應禁食生冷食物。服用這些藥物時，如果吃了禁忌的食物，療效就不理想甚至起相反作用。

②不要喝濃茶。因為茶葉裡含有鞣酸，濃茶裡含的鞣酸更多，與中藥同服會影響人體對中藥有效成分的吸收，減低療效；其他飲料如咖啡、可樂、雪碧都不宜喝；應以喝白開水為主。

③宜少吃豆類、肉類、油膩生冷及一些不易消化的食物，以免增加患者的消化負擔。老年人由於脾胃弱、消化功能差，在服藥期間更應少吃這些食物。

④在服用治感冒的中藥時，不宜吃生冷及酸性食物。因為它們有收斂作用，會影響藥物解表發汗。

⑤服用溫補類中藥時，忌吃綠豆、蘿蔔。因為綠豆、蘿蔔皆為涼性，能降低藥物溫補的作用。

小細節05

慢性病患服藥，要注意藥食相剋

用藥小教室

高血壓的病人在服降壓藥時不能和牛奶同食，貧血的人在服藥時，不能喝茶，會使藥物失去作用。

侍親心得

岳母的好姐妹杜阿姨特別注重健康。聽說牛奶是營養豐富的食品，更是老年人最佳的長壽食品後，她就每天堅持喝，除了每天早晚各一杯，她有時更用牛奶代替白開水服藥。杜阿姨患有心臟病，一直在服藥中，有時她就用牛奶服藥。一天晚上，杜阿姨突然暈厥，不省人事。家人急忙把她送到醫院，經過醫生的全力搶救，總算平安無恙。

醫生診斷說是中毒反應。這就讓家人很疑惑了：她平時沒吃什麼不良食物呀，怎麼會突然中毒呢？醫生瞭解杜阿姨的服藥情況後斷定這和她用牛奶服藥有關。心臟病人用牛奶服治療藥物，時間久了，容易產生蓄積性藥物中毒反應，有時還可引起意外。

用藥須知　不能用牛奶代替白開水配藥服用

我也向杜阿姨解釋，雖然牛奶有諸多好處，比如促進鈣吸收、促進睡眠、增加營養等，算得上是既經濟又安全的營養保健食品。但是，如果搭配不當，特別是和一些藥物會相剋，除了會明顯地影響人體對藥物的吸收，嚴重的還會引起中毒反應。

這是由於牛奶容易在藥物的表面形成一個覆蓋膜，使牛奶中的鈣、鎂等礦物質與藥物發生化學反應，形成非水溶性物質，從而影響藥效的釋放及吸收。因此，我勸杜阿姨在服藥前後一小時不要喝牛奶，更不要用牛奶代替白開水服藥。

此外，嚴重高血壓病人在服用強降壓藥物的同時，應忌食牛奶或奶類製品，否則輕者會使藥物降壓效果大大降低，重者會使血壓繼續升高；貧血的病人服藥時應忌喝茶水，因茶水中含生物鹼，合用會使藥物失去作用；服降血壓藥時要忌吃扁豆、香蕉、乳酪等食品，因為這些食品含有大量的酪胺，而酪胺會導致血壓升高；服用抗抑鬱藥時，必須絕對禁食乳酪。

小細節06

藥就是毒，擅自服藥，恐有副作用

侍親心得

鄰居馬太太年紀大了，也患了一些老人病。醫生考慮到馬太太七十多歲的高齡和身體狀況，為她選用了某種副作用小、見效快的進口藥，果然僅幾天工夫就藥到病除。之後，馬太太的病又有幾次反復，每次醫生總是開那個藥，一吃就好。於是，馬太太拖人從國外買了不少放在家裡，只要老毛病一復發，就吃這種藥。馬太太覺得這樣省去了來回醫院的奔波之苦，她的特效藥一吃就吃了三年。

後來，她漸漸發現特效藥失靈了，不但對老毛病沒有明顯的醫治效果，而且還會引發其他諸如腹痛、腹脹的症狀，終於在病情實在無法再拖的情況下萬般無奈地進了醫院。當她疑惑地將特效藥失靈的事情告訴醫生時，醫生大吃一驚，立即讓其停止用藥，同時告誡她不能迷信一種藥物擅自長期服用。

用藥小教室

不管是什麼藥，都不要擅自服用，應遵從醫囑服藥。尤其是自行購買偏方或特效藥，反而有害無益。

用藥須知 子女多關心，不輕忽父母的用藥安全

馬太太這種「依樣畫葫蘆」吃藥的心理在不少老年人中都存在。因為長期服用某種藥，人體本身會產生某種抗藥性，降低藥效的發揮；更重要的是，在服藥的這三年時間裡，已七十多歲高齡的她，身體機能退化嚴重，早已不同於三年之前。「特效藥」的種種副作用就會全部表現出來，對機體造成傷害。

近年來，由於用藥引起的各種問題越來越多，在銀髮族中不照規定用藥的現象非常普遍。老年人由於生理機能和各器官功能逐漸減退，很多人都患有老年常見病、慢性病，如冠心病、高血壓、糖尿病等，需長期用藥。在老年患者中，有不少人用藥具有很大的盲目性，有的人不就醫，擅自服藥，為安全用藥留下隱患。

因此，作為兒女，在這方面就得多加留意，平時對爸媽的用藥情況要做到心中有數，同時密切注意他們的身體狀況和用藥情況，不時提醒他們用藥安全常識，還可以買個藥盒，提前把藥分好並列個清單，讓他們嚴格按照清單上的劑量吃藥。

國家圖書館出版品預行編目資料

每天都要修復身體 / 曾麗雄著.
臺北市：文經社, 2014.07
面；公分. --（家庭文庫：C220）

ISBN 978-957-663-724-7（平裝）
1.健康法 2.養生

411.1 103011871

文經社
文經家庭文庫 C220
每天都要修復身體

文經社網址 http://www.cosmax.com.tw/
http://www.facebook.com/cosmax.co
或「博客來網路書店」查詢文經社。

作　者｜曾麗雄
發行人｜趙元美
社　長｜吳榮斌
主　編｜林麗文
美術設計｜朱海絹
出版者｜文經出版社有限公司
登記證｜新聞局局版台業字第2424號

總社・編輯部
社　址｜104-85 台北市建國北路二段66號11樓之一（文經大樓）
電　話｜（02）2517-6688
傳　真｜（02）2515-3368
E-mail｜cosmax.pub@msa.hinet.net

業務部
地　址｜241-58 新北市三重區光復路一段61巷27號11樓A（鴻運大樓）
電　話｜（02）2278-3158
傳　真｜（02）2278-3168
E-mail｜cosmax27@ms76.hinet.net
郵撥帳號｜05088806文經出版社有限公司
印刷所｜通南彩色印刷有限公司
法律顧問｜鄭玉燦律師（02）2915-5229

定　價｜新台幣320元
發行日｜2014年7月 第一版 第1刷